AF452447

BIBLIOTHÈQUE NATIONALE
R F
IMPRIMÉS

LES

FILAIRES DU SANG DE L'HOMME

Td¹¹²
240

Travail de l'Institut de Médecine coloniale de Paris.
Laboratoire de Parasitologie.

LES

FILAIRES DU SANG DE L'HOMME

PAR

Le Docteur Raymond PENEL

Médecin colonial de l'Université de Paris,

avec préface du Professeur R. BLANCHARD
Membre de l'Académie de Médecine

DEUXIÈME ÉDITION

BIBLIOTHÈQUE NATIONALE — R F — IMPRIMÉS

PARIS

F. R. DE RUDEVAL, ÉDITEUR

4, RUE ANTOINE DUBOIS (VIᵉ)

1905

A M. le Professeur R. BLANCHARD,

Membre de l'Académie de Médecine,
Professeur à la Faculté de Médecine,
Professeur de Parasitologie à l'Institut de Médecine coloniale de Paris,
Vice-Président de la Société de Médecine et d'Hygiène tropicales.

———

A Sir Patrick MANSON

C.M.G., F.R.S., LL.D
Associé de l'Académie de Médecine de Paris

PRÉFACE

La monographie du Dr Penel sur les Filaires du sang humain est rapidement arrivée à sa deuxième édition : c'est assez dire la valeur de cet ouvrage et le haut intérêt du sujet dont il traite.

En effet, peu de questions de Parasitologie sont aussi curieuses que l'histoire de ces Nématodes qui, variables par leur habitat et leurs migrations, ont tous ce caractère commun d'avoir des embryons sanguicoles. Inaugurée en 1863 par Demarquay, qui découvrit les embryons à Paris, chez un jeune cubain, cette histoire a été poursuivie et menée à son état actuel par les médecins anglais et brésiliens, spécialement par sir Patrick Manson et ses élèves. Dans ces études, la part des Français a été singulièrement modeste.

L'Institut de médecine coloniale, dont j'ai pris l'initiative et qui, depuis près de trois ans, est annexé à la Faculté de médecine de Paris, aura pour principal résultat scientifique d'éveiller l'attention des médecins coloniaux français à l'égard des graves questions d'épidémiologie et de prophylaxie que seule peut éclairer une connaissance précise des parasites. Le succès des trois premières sessions a été assez considérable pour qu'il soit permis de bien augurer de l'avenir : le réveil des études de Parasitologie animale, si longtemps délaissées au profit de la Bactériologie, se manifeste déjà et la publication de l'important ouvrage du Dr Penel en est un signe non équivoque. Je m'estimerai heureux, si j'assiste au triomphe définitif de ces études, en faveur desquelles je lutte depuis vingt années.

Des esprits superficiels ou mal informés (et ils sont légion !) croient volontiers que les « chercheurs de petites bêtes », comme ils les appellent si spirituellement, ne sont d'aucune utilité réelle et n'apportent à l'édifice de la doctrine médicale qu'une pierre de négligeable grandeur. Je n'aurai pas la mauvaise grâce de rétorquer l'argument, ni de mettre les récents progrès de la Parasitologie en parallèle avec ceux qui, dans le même laps de temps, ont été accomplis par d'autres branches de la Médecine. Peu de chapitres de la Parasitologie animale sont, à cet égard, aussi démonstratifs que l'histoire des Filaires du sang. On en jugera, en lisant le livre du Dr Penel, ou plutôt la cause est déjà entendue, puisque la première édition d'un ouvrage aussi spécial s'est épuisée en quelques mois.

Professeur Raphaël BLANCHARD.

AVANT-PROPOS

Nulla autem est alia pro certo noscendi via, nisi quam plurimas et morborum et dissectionum historias, tum aliorum tum proprias collectas habere, et inter se comparare. — MORGAGNI, de Sed. et Caus. Morb., lib. IV, Proœmium.

La question des Filaires du sang est, à l'heure actuelle, une des plus confuses de la pathologie exotique. Depuis qu'en 1872 Lewis trouva pour la première fois une Filaire embryonnaire dans le sang de l'Homme, les recherches se sont multipliées sous les Tropiques, et des statistiques portant sur des milliers d'individus ont été dressées dans différentes régions. Par suite, des espèces nouvelles ont été découvertes et, tandis que jusqu'en 1891 la Filaire de Bancroft était seule connue en tant que Filaire du sang, nous n'en comptons à l'heure actuelle pas moins d'une dizaine d'espèces, très voisines il est vrai les unes des autres, mais nettement distinctes pour la plupart. Bien que, pour beaucoup d'entre elles, les observations soient déjà nombreuses, la morphologie de ces espèces, leur évolution, et leur répartition à la surface du globe sont encore mal déterminées. C'est pourquoi nous avons pensé qu'il serait intéressant de grouper nos connaissances sur ce sujet, actuellement réparties dans une abondante littérature, afin de voir s'il ne serait pas possible dès maintenant, en mettant un peu d'ordre parmi les faits acquis, d'éclairer quelques points de la question.

1

Le sujet étant très vaste, il fallait le restreindre. Pour la Filaire de Bancroft, la plus répandue et la plus intéressante au point de vue médical, nous ne nous sommes occupé que de son histoire naturelle et de sa distribution géographique. Aussi ne parlerons-nous pas du rôle pathologique prépondérant qu'elle joue sous les Tropiques et qui est bien connu. Quelques questions importantes d'étiologie restent, il est vrai, à élucider, mais elles pourraient à elles seules faire l'objet d'un travail comme celui-ci. C'est ainsi que nous avons laissé de côté l'étude du rôle de la Filaire dans l'étiologie de l'éléphantiasis qui, malgré la séduisante théorie de Manson, est encore très discuté et demande à être interprété. L'étiologie de l'éléphantiasis a été proposée à l'étude par la Section de Médecine du Congrès colonial de 1904; la question est intéressante, et il serait à souhaiter que quelqu'un de compétent s'en emparât.

Au seul point de vue de la zoologie, l'histoire de la Filaire de Bancroft est des plus curieuses. La morphologie de l'adulte nous est encore assez mal connue, mais les habitudes nocturnes de son embryon et son évolution larvaire chez le Moustique ont été bien étudiées. Le rôle du Moustique dans la diffusion du parasite est un fait de grande portée; au point de vue de la prophylaxie, il doit nous laisser espérer que nous serons un jour les maîtres de la filariose, comme nous devrons être les maîtres du paludisme, de la fièvre jaune et peut-être encore d'autres maladies qui rendent le séjour des Tropiques funeste aux Européens et retardent la colonisation. Si la filariose est en général un mal moins redoutable que quelques autres endémies exotiques qui ravagent nos colonies, du moins l'étude de l'évolution de la Filaire chez son hôte intermédiaire nous donne-t-elle un exemple frappant de plus, pour nous convaincre que la guerre aux parasites et particulièrement aux Moustiques doit être le « *delenda Carthago* » de tous ceux qu'intéresse l'hygiène des pays tropicaux.

Pour les autres Filaires du sang, leur rôle pathologique est insignifiant, ou tout à fait inconnu. Il est possible que la plupart d'entre elles ne soient pas pathogènes, tout au moins la tolérance de l'organisme à leur endroit est-elle remarquable. Nous nous sommes attaché à décrire leur morphologie, à exposer ce que l'on sait, ou plutôt ce que l'on peut présumer de leur évolution, et à donner leur distribution géographique, telle qu'elle nous est actuellement connue.

Nous terminons cette étude par une observation originale de *F. loa*, qui éclaire d'une façon intéressante les rapports de cette Filaire et de la Filaire diurne. Les matériaux nous en ont été fournis par le professeur Würtz, qui nous a permis de rechercher et de trouver à sa suite les quelques échantillons adultes que nous avons eu l'occasion d'examiner.

Il n'était que prudent, dans un travail de ce genre, de s'abstenir de conclusions prématurées. Nous nous sommes avant tout préoccupé de présenter les faits dans leur ordre naturel; comme, sur bien des points, ils sont peu nombreux et concordent mal, nous avons préféré, n'ayant que peu d'expérience personnelle dans la matière, les présenter dans leur diversité, plutôt que de procéder à des simplifications, qui nous auraient obligé à faire un choix peut-être partial. Pour les descriptions, en particulier, qui sont souvent disparates, nous avons dû souvent mettre côte à côte les données contradictoires de différents auteurs, de peur de laisser de côté quelques détails qui pourront, avec l'extension de nos connaissances, prendre un jour quelque importance. Ce qui importe actuellement pour la différenciation des espèces, c'est l'accumulation des observations, puisque c'est par leur comparaison que les caractères différentiels sont mis en valeur.

La classification des espèces est en effet très délicate. Plusieurs d'entre elles présentent des rapports si étroits, que le moment où elles se sont séparées semble ne devoir pas remonter très haut. Même pour une espèce bien déterminée, telle que la Filaire de Bancroft, nous saisissons actuellement sur le fait son adaptation aux mœurs des indigènes des différents pays, et cela sous plus d'un rapport: que ce soit par des différences dans le caractère de la périodicité des embryons, ou par des modifications dans les détails de leur morphologie. Dans bien des régions, de même, cette Filaire

à dû s'adapter à des hôtes intermédiaires différents, d'où des variations sensibles dans le temps nécessaire à l'évolution larvaire, ou
dans la morphologie des larves.

D'autre part une espèce telle que la Loa, bien distincte de la
Filaire de Bancroft sous sa forme adulte, s'en rapproche étrange-
ment sous sa forme embryonnaire, la Filaire diurne. Les embryons
de l'une et l'autre espèce ont été différenciés tout d'abord sur leur
périodicité inverse et l'on a reconnu depuis que, pour chacun
d'eux, les caractères de la périodicité se modifient fréquemment et
arrivent à se confondre dans les cas d'exception.

Sur quel caractère spécifique différencierons-nous donc deux
espèces ? Il faut bien le dire, il n'y a pas un caractère spécifique
unique et suffisant qui permettre d'établir cette différenciation,
mais celle-ci est imposée souvent par un ensemble de particularités
anatomiques ou biologiques observées chez un animal à quelque
stade de son évolution que ce soit.

L'école allemande, avec von Linstow, ne retient que les caractères distinctifs des formes adultes et ne s'arrête ni aux différences
de taille ou de morphologie des embryons examinés dans le sang,
ni aux différences observées dans le caractère de leur périodicité,
à laquelle elle attribue une cause simplement mécanique, explication inexacte et tout à fait insuffisante du phénomène. Cette élimination faite, von Linstow à dès lors beau jeu pour rejeter la plupart des espèces différenciées par Manson depuis 1891. Il est vrai
que, depuis l'étude de von Linstow (1900), la *F. diurna* ayant été rapportée à la Loa d'une façon certaine et la *F. perstans* ayant pu être
différenciée sur les caractères de l'adulte, la proscription de cet
auteur ne s'adresserait plus aujourd'hui qu'à la Filaire de Demarquay et à la Filaire d'Ozzard, dont les formes adultes sont très voisines de la Filaire de Bancroft. Nous les différencions néanmoins
de celle-ci sur l'anatomie et la périodicité de leurs embryons et
sur quelques particularités de leur biologie, mais nous les identi-
fions l'une à l'autre d'après ces mêmes caractères.

Il est entendu qu'une classification est un schéma ; à ce titre elle
n'est jamais véritablement naturelle, et reste toujours plus ou

moins arbitraire. Or, dans l'état actuel de la question, il nous semble qu'il y ait intérêt à multiplier les espèces, pour éviter que les observations ne se confondent. Il est dangereux de vouloir synthétiser prématurément; des faits importants peuvent ainsi passer inaperçus. C'est pourquoi, loin de nous rendre à la manière de voir de l'école allemande, nous décrivons comme espèces distinctes deux Filaires qui n'ont été vues qu'une fois et cela à l'état embryonnaire : la *Filaria gigas* et la *Filaria Powelli*. Il sera toujours temps de faire disparaître ces espèces, s'il y a lieu, lorsque les observations seront plus nombreuses.

Aussi est-il à souhaiter que les observations se multiplient: examens de sang pratiqués sur une grande échelle, recherche des formes adultes par des dissections soigneuses, expériences tendant à montrer quel est, pour chaque espèce, l'hôte intermédiaire favorable, etc. Il faut reconnaître qu'à ce point de vue nous sommes en retard. On ne travaille pas ces sujets dans nos colonies. Toute l'histoire naturelle de la Filaire du sang est l'œuvre de la médecine tropicale anglaise, et principalement de l'esprit remarquable qui est à sa tête: Sir Patrick Manson. Il y a lieu toutefois d'espérer que, grâce à l'Institut de médecine coloniale de Paris et à l'activité de ses professeurs, grâce aussi à la Société de Médecine et d'Hygiène tropicales, récemment fondée à Paris, qui ne peut que stimuler nos médecins coloniaux en les rapprochant, nous comprendrons mieux l'intérêt qui s'attache à ces questions de pathologie tropicale et que, poussés par le désir de n'avoir rien à envier à nos voisins, nous prendrons à cœur de rattraper le temps perdu.

Chapitre Premier

CLASSIFICATION

On fait rentrer dans le genre *Filaria* des Vers de la famille des
Filaridés, de l'ordre des Nématodes et de la classe des Némathelminthes. Donc, prenant en bloc les caractères généraux de classe,
d'ordre, et de famille, ce sont : en tant que Némathelminthes, des
Vers cylindriques, allongés, non segmentés, à cuticule plus ou
moins épaisse, sans système vasculaire clos ni organes respira-
toires ; en tant que Nématodes, des animaux pourvus d'un tube
digestif complet, au moins à une phase déterminée de leur existence adulte. En tant que Filaridés, il est plus difficile de leur assi-
gner des caractères spécifiques ; cette famille, en effet, est une
sorte de cadre d'attente où l'on remise tous les Nématodes qui, par
leurs caractères négatifs, ne peuvent rentrer dans les autres familles du genre : tout Nématode qui n'a pas trois nodules péri-
buccaux, comme les Ascarididés, six papilles buccales et une
bourse copulatrice, comme les Strongylidés, etc., est classé parmi
les Filaridés.

Il est probable qu'avec l'extension de nos connaissances zoologi-
ques, cette famille sera appelée à être remaniée et dissociée d'après
des caractères morphologiques ou biologiques bien déterminés.
Toutefois, d'une façon générale, l'on peut dire des Filaridés que
ce sont des Vers remarquables par la longueur et la minceur de
leur corps, qui leur donnent l'apparence d'un fil, à bouche de
forme variable (armée ou inerme) ; le mâle présentant ordinairement une queue enroulée, munie de deux spicules inégaux et d'un
nombre variable de papilles anales, ou d'expansions latérales ; la

femelle, souvent ovovivipare, étant pourvue d'un ovaire double et d'un vagin qui s'ouvre à la partie antérieure du corps. Tous ces Vers sont parasites et subissent généralement des migrations.

Des différents genres qui constituent cette famille, seul le genre *Filaria* intéresse la Pathologie humaine.

Le nombre des espèces de Filaires parasites des Vertébrés et principalement des Oiseaux est considérable. Chez l'Homme, il en a été décrit près d'une vingtaine d'espèces. L'objet de ce travail n'est pas de les passer toutes en revue. Nous ne nous occuperons que des Filaires du sang. On désigne sous ce nom des Filaires qui, se logeant à l'état adulte en un point quelconque de l'organisme, pondent des embryons vivants qui se répandent dans la circulation sanguine : elles sont donc caractérisées par l'habitat de l'embryon, quel que soit celui de l'adulte qui ne se trouve lui-même qu'exceptionnellement dans le sang, du moins chez l'Homme. Par suite, nous n'aurons pas à parler de la *F. medinensis* Linné, 1767, ou Filaire de Médine, la doyenne des Filaires de l'Homme et la plus grande, dont le cycle d'évolution nous est connu depuis les travaux de Fedtshenko, grâce auquel nous savons que son embryon est aquatique et se développe dans le corps de certains Copépodes (1). De même nous laisserons de côté les espèces suivantes qui n'ont été vues qu'à l'état adulte : *F. conjonctivae* Addario, 1885 (*F. inermis* Grassi, 1887), parasite habituel du Cheval et de l'Ane, qui n'a été rencontrée que trois fois chez l'Homme (dans l'œil, dans l'épiploon, et dans un kyste de la paupière), et qui n'est pas assez connue pour que nous puissions rien préjuger de l'habitat de ses embryons ; *F. labialis* Pane, 1864 (lèvre supérieure), espèce mal connue ; *F. hominis oris* Leidy, 1850 (bouche d'un enfant) et *F. lymphatica* Treutler, 1793, des ganglions bronchiques, espèces fort douteuses ; *F. restiformis* Leidy, 1880, qui a été rendue par l'urèthre et ne représente probablement qu'un cas de pseudo-parasitisme. — Quant à la *F. oculi humani* Von Nordmann, 1832 (*F. lentis* Diesing, 1851), signalée par différents auteurs dans le cristallin,

(1) La *F. Kilimarae*, signalée par Kolb dans l'Est africain allemand, et que l'on trouve accidentellement dans le péritoine de l'Homme, n'est probablement qu'une forme jeune de la Filaire de Médine. (Arch. f. Schiffs-u. Tropen-Hyg., II, p. 28, 1898.

dans le corps vitré ou dans la chambre antérieure de l'œil, les
diverses observations et les descriptions qui en ont été données,
d'après des spécimens non parvenus à maturité, sont peu concor-
dantes ; c'est une espèce encore mal définie et ces localisations ne
sont peut-être qu'accidentelles ; il est par suite difficile, dans l'état
actuel de nos connaissances, de faire des hypothèses sur le milieu
où se répandent ses embryons. Nous ne la retiendrons donc pas,
et nous nous contenterons d'y revenir incidemment (voir p. 72 en
note).

Restent les Filaires du sang : celles dont on a pu déceler les
embryons dans la circulation, ou celles qui, en raison de l'habitat
de l'adulte ou de la morphologie de l'embryon, semblent, par
analogie ou par nécessité, devoir à l'état embryonnaire se répandre dans le milieu sanguin. Ce sont elles que nous allons étudier.

Mais tout d'abord, il y a lieu de mettre un peu d'ordre dans la
nomenclature. En effet, malgré les règles de la nomenclature,
l'usage a prévalu pour quelques espèces de recourir à une double
désignation, dont l'une s'applique à l'adulte et l'autre à l'embryon.
Cet usage trouve son explication dans le fait que les deux formes
adulte et embryonnaire n'ont généralement pas été trouvées
simultanément, ou qu'elles n'ont pas été d'emblée rapportées l'une
à l'autre. C'est ainsi que l'embryon de la Filaire de Bancroft ou
Filaire nocturne, a été connu 13 ans avant l'adulte ; et si l'on considère que comparativement l'adulte n'a été vu que très rarement,
on comprendra que, contrairement aux règles de la nomenclature,
on ait continué à désigner de préférence l'espèce par le nom de sa
forme embryonnaire. Cette manière de faire risque au premier
abord de jeter quelque confusion dans l'esprit; aussi, dans l'énu-
mération des espèces, mettrons-nous en regard le nom de l'adulte
et celui de l'embryon ; mais il importe de se souvenir que, stricte-
ment, seul le nom de l'adulte est valable.

Si donc nous laissons en blanc les formes encore inconnues, et
si nous mettons entre parenthèses celles dont l'attribution est douteuse, nous pourrons donner comme suit le tableau des Filaires
que nous avons à étudier :

FORME ADULTE	FORME EMBRYONNAIRE
F. BANCROFTI...............	*F. NOCTURNA*
F. LOA......................	(F. diurna)
(F. loa).....................	*F. DIURNA*
F. PERSTANS................	*F. PERSTANS*
F. DEMARQUAYI.............	*F. DEMARQUAYI.*
F. OZZARDI.................	*F. OZZARDI*
F. MAGALHAESI............	—
F. VOLVULUS...............	—
—	*F. GIGAS*
—	*F. POVELLI*

Pour plus de clarté, Le Dantec a proposé de désigner les formes embryonnaires par le terme de « Microfilaire », réservant celui de « Filaire » aux formes adultes seules. L'on dira ainsi : « Filaire de Bancroft, Filaire Loa, Filaire de Demarquay, » etc... pour désigner un Ver adulte ; et : « Microfilaire nocturne, Microfilaire diurne, Microfilaire de Demarquay, » etc... pour désigner un embryon. Cette terminologie est commode et nous y aurons recours à l'occasion.

Chapitre II

FILARIA BANCROFTI

Cobbold, 1877

Synonymie. — *Trichina cystica* Salisbury, 1868 (nec *Filaria cystica* Rudolphi, 1819). — *F. sanguinis hominis* Lewis, 1872. — *F. sanguinis hominis ægyptiaca* Sonsino, 1874. — *F. dermatemica* da Silva Araujo, 1875. — *F. Wuchereri* da Silva Lima, 1877. — *F. sanguinis hominum* Hall, 1885. — *F. sanguinis hominis nocturna* Manson, 1891. — *F. nocturna* Manson, 1891.

1. — HISTORIQUE

La Filaire de Bancroft est de toutes les Filaires la plus répandue et la plus importante au point de vue pathologique ; c'est aussi la plus anciennement connue en tant que Filaire du sang. Pour toutes ces raisons elle peut être prise pour espèce type.

Cependant son histoire ne remonte pas très haut. C'est en effet en 1863 que son embryon a été vu pour la première fois par un chirurgien français, Demarquay, dans le liquide d'une hydrocèle laiteuse chez un jeune homme originaire de la Havane. Il donne une bonne description de ces « animalcules de forme allongée et cylindrique, présentant des mouvements extrêmement vifs d'enroulement et de déroulement », et il y joint une figure représentant côte à côte des embryons et des œufs, qui ne laisse actuellement aucun doute sur leur identité. La priorité est indiscutable. Davaine, au vu des dessins qui en ont été pris, considère ces animalcules comme « des Vers à l'état embryonnaire. » Toutefois Demarquay n'attacha pas d'importance à son observation, qui passa inaperçue.

C'est pourquoi pendant longtemps l'honneur d'avoir découvert la Filaire du sang revint à Wucherer, de Bahia, qui, trois ans plus tard (août 1866), trouva des animaux semblables dans des urines hématochyleuses où il cherchait des œufs de Bilharzie ; mais il ne se rendit pas non plus compte de leur importance étiologique et son observation ne fut publiée que deux ans plus tard, en 1868, lorsqu'il eut pu grouper un certain nombre de cas semblables. Leuckart, à qui il envoya quelques préparations, pensa qu'il s'agis-sait d'embryons de Nématodes, probablement de Strongylidés. La même année, Salisbury, aux États-Unis, trouvait, dans la vessie d'une femme atteinte de chylurie, un petit Entozoaire qu'il ratta-chait au genre *Trichina*, quoiqu'il n'en connût pas la forme adulte, et auquel il donnait le nom de « *Trichina cystica* ». C'est la première appellation qui ait été donnée à la Filaire embryonnaire. En 1870 les observations se multiplient et cela dans les points du globe les plus divers : c'est celle de l'infortuné Crevaux portant sur un sujet originaire de la Guadeloupe et dont il fait l'objet de sa thèse inau-gurale ; c'est celle de Lewis, à Calcutta, qui constate, comme ses prédécesseurs, que l'embryon ne présente pas d'organe digestif ou reproducteur, mais qui, le premier, décrit la délicate membrane chorionale entourant l'animal comme une gaîne et la considère comme caractéristique. Les spécimens examinés par Busk sont reconnus par cet helminthologiste pour des embryons de Filari-dés. Peu après, cette observation est confirmée à Calcutta par Charles et Palmer. En 1870 encore, c'est Cobbold qui trouve des larves de petits Nématodes dans le dépôt urinaire d'un « bilharzi-que » du Natal ; il les identifie avec ceux décrits par Salisbury ; toutefois, conscient des erreurs qui se commettent fréquemment en helminthologie par suite d'inductions hâtives, il est prudent dans ses conclusions, il s'abstient de toute spéculation sur l'origine et l'importance pathologique de ces parasites et ne leur donne pas de nouvelle dénomination.

En 1872, Lewis fait faire un pas considérable à la question en découvrant à proprement parler la Filaire du sang : il trouve en effet les mêmes Nématodes embryonnaires dans le sang d'un diar-rhéique à Calcutta, et leur donne le nom de « *Filaria sanguinis ho-minis* ». Il les retrouve bientôt, et à plusieurs reprises, dans le sang aussi bien que dans les urines d'un grand nombre de chyluriques et même dans le sang d'individus paraissant sains ; il les voit encore dans les larmes, dans la sécrétion des glandes de Meibomius et dans différents tissus de l'organisme. Pendant ce temps, et indépendamment des recherches de Lewis, en février 1874, Sonsino, au Caire, trouve un petit animal semblable à une Anguillule dans le sang et dans l'urine de quelques Egyptiens ; mais ne voyant pas sur ces échantillons la délicate tunique chorionale décrite par Lewis en 1870, il pense avoir affaire à une espèce distincte et lui donne le nom de : « *F. sanguinis hominis ægyptiaca* ». Plus tard, considérant d'après ses recherches personnelles que cette tunique est inconstante et simplement le résultat d'une mue précoce de l'embryon, il ne reconnaît plus de motifs de différencier son espèce et renonce à cette appellation.

En 1875, O'Neill trouve des embryons dans le liquide exsudé des vésicules de craw-craw chez un indigène de la Côte occidentale d'Afrique et les identifie avec la *F. sanguinis hominis* (1) ; da Silva Araujo, à Bahia, les rencontre dans le sang d'un Nègre atteint de la même affection et leur donne le nom de « *F. dermatemica* ».

Da Silva Lima, en 1877, rapprochant ces diverses observations, identifie les unes avec les autres toutes les Filaires embryonnaires décrites par ces divers auteurs dans différents pays et, attribuant faussement la paternité de la découverte à Wucherer, les classe sous le nom de « *F. Wuchereri* » (2).

On se trouvait donc en présence d'un Nématode à l'état embryonnaire vivant dans le sang et susceptible de passer dans l'urine et dans différentes sécrétions de l'organisme. D'où venait cet embryon et où trouver sa forme adulte ? Manson, par analogie avec la *F. immitis* du Chien qui vit à l'état adulte dans les cavités du cœur et dont les embryons se répandent dans le sang, pensait que l'adulte de la Filaire du sang de l'Homme devait de même se trouver en un point quelconque de l'organisme en rapport plus ou moins direct avec la circulation. Cobbold, en 1876, ayant trouvé sur une lame de

______

(1) On entend par craw-craw une dermatose eczémato-papuleuse mal déterminée qui sévit sur les Nègres d'Afrique. L'identification d'O'Neill est douteuse.

(2) Le nom de « *F. sanguinis hominis nocturna* », puis plus simplement de « *F. nocturna* », a été donné par Manson à la Microfilaire de Bancroft en 1891, en raison de sa périodicité (v. p. 32.)

sang adressée d'Australie par Bancroft un œuf parmi les embryons de Filaire, il devint évident que les embryons ne venaient pas de l'extérieur, mais étaient pondus dans le corps de l'Homme lui-même (il est juste de remarquer que Demarquay avait déjà vu et figuré ces œufs dans un épanchement chyleux). Par suite, Cobbold engageait Bancroft à poursuivre la recherche de l'adulte. Le résultat ne se fit guère attendre : le 21 décembre 1876, Bancroft trouvait une femelle dans un abcès lymphatique du bras et, peu après, il retirait quatre femelles vivantes d'une hydrocèle spermatique du cordon.

Bancroft envoyait ces échantillons à Cobbold qui, en juillet 1877, annonçait la découverte de cette Filaire adulte, à laquelle il donnait le nom de « *Filaria Bancrofti* » terme qui, en tant que binominal et par priorité, devait servir désormais à la désigner ; au mois d'octobre suivant, il donnait une description détaillée de ces Vers. Coup sur coup, et avant que les résultats des recherches de Bancroft fussent connus, la Filaire adulte fut trouvée à nouveau par Carter aux Indes, et par Lewis à Calcutta. Ce dernier put extraire deux adultes vivants, un mâle et une femelle, d'un caillot retiré d'un éléphantiasis nævoïde du scrotum ; malheureusement les deux extrémités du mâle et l'extrémité postérieure de la femelle manquaient, d'où l'impossibilité d'en donner une description suffisante. La même année, en 1877, da Silva Araujo, puis dos Santos et Moura, au Brésil, retirèrent encore quelques adultes, le premier du scrotum d'un malade atteint de chylurie, de craw-craw, de lymphoscrotum et d'un début d'éléphantiasis, les autres d'un abcès lymphatique du bras. Enfin le cas de Manson, en 1881, est particulièrement instructif : il s'agissait d'un malade atteint de lymphoscrotum ; les embryons étaient absents de la circulation périphérique, mais abondants dans la lymphe écoulée ; Manson put annoncer qu'il trouverait l'adulte dans le scrotum, obstruant un tronc lymphatique et rendant ainsi impossible le passage de la lymphe afférente et des embryons dans la circulation générale. Il disait juste : à l'opération, il trouva une femelle vivante *in situ*, dans un vaisseau lymphatique dilaté à la surface de section ; c'était saisir sur le fait le Ver logé dans son véritable domicile.

Depuis lors la Filaire de Bancroft adulte a été vue un certain nombre de fois. Cependant les échantillons en sont encore relativement rares ; il n'en a pas été isolé beaucoup plus d'une centaine, qui trop souvent étaient incomplets ou altérés et dont la plupart n'ont pas été décrits.

2. — VER ADULTE (1)

La Filaire de Bancroft est un Ver blanc opalin, long, filiforme, d'épaisseur sensiblement égale sur toute sa longueur, mais atténuée à ses deux extrémités. Sa cuticule est lisse, uniforme, et non annelée transversalement (2). Sa tête légèrement claviforme se termine par une bouche simple, circulaire, inerme, sans papilles ni lèvres. Sa queue est arrondie.

Male. — Le mâle est sensiblement plus petit que la femelle. Le seul spécimen complet et non altéré semble être celui de Lothrop et Pratt (1900), qui mesure 38^{mm}6 de long (3), pour une épaisseur de 0,120 au milieu du corps, 0,051 au niveau de la tête et 0,043 au niveau de la queue. Le fragment de Lewis mesurait 0,142 de large. Manson, en 1894, a décrit trois mâles complets trouvés par Maitland ; mais, par suite de l'enroulement et du recroquevillement de ces échantillons, il ne lui a pas été possible d'en mesurer la longueur ; il donne les mensurations suivantes qui, si l'on tient compte de l'altération, ne peuvent être considérées que comme approximativement exactes et demandent à être légèrement majorées :

(1) Voir principalement : *Cobbold*. Lancet, II, p. 495, 1877. — *Lewis*. Lancet, II, p. 453, 1877. — *Manson*. Transact. Path. Soc. London, XXXII, p. 285, 1881, et Lancet, II, p. 616, 1882. — *Sibthorpe*. Brit. Med. Journal, I, p. 844, 1894. — *Lothrop* et *Pratt*. American Journal of Med. Sc., CXX, p. 525, 1900. — *Primrose*. Brit. Med. Journal, II, p. 1262, 1903.
Les descriptions des auteurs brésiliens, très incomplètes, ne méritent pas d'être retenues.

(2) Quelques auteurs (Lewis, Primrose), décrivent une striation transversale inégalement distribuée, évidemment due à la contraction de la couche musculaire sous-jacente.

(3) Notre unité de mesure est le millimètre pour les Vers adultes et le millième de millimètre (μ) pour les embryons.
Les chiffres de 88^{mm}/0,407 donné par les auteurs se rapportent à la Filaire de Magalhães. *Il importe de remarquer que les descriptions et les mensurations de la Filaire de Bancroft sont données presque toujours en partie d'après les échantillons de* Magalhães, même depuis que ces échantillons ont été différenciés par R. Blanchard sous le nom *F. Magalhãesi*. De là confusion et répétitions.

Diamètre de la tête...................................... 0,035
»   du cou 0,030
»   maximum du corps............................. 0,100
»   du corps à la base du petit spicule.............. 0,080
»   du corps à 0,05 de l'extrémité caudale............ 0,030

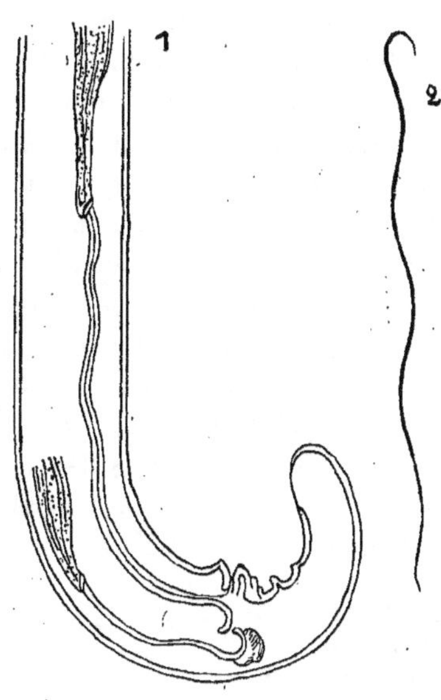

FIG. 1. — Extrémité postérieure de la Filaire de Bancroft mâle (*d'après Manson*).
FIG. 2. — Filaire de Bancroft femelle, grandeur naturelle.

La queue incurvée présente une grande tendance à l'enroulement (1). L'anus subterminal s'ouvre à 0,130 de l'extrémité postérieure ; la fente cloacale est surmontée de deux lèvres saillantes, l'une antérieure, l'autre postérieure. Les papilles anales n'ont jamais été bien vues ; sur ses échantillons, Manson n'a pu distinguer de papilles pré-anales, mais il croit avoir vu trois paires de papilles post-anales, rendues indistinctes par la macération. L'analogie doit nous faire croire à la présence de semblables papilles ; toutefois elles doivent être fort petites, et nous ne savons rien de précis, ni sur leur nombre, ni sur leur disposition.

(1) Peut être n'est-ce là qu'une position cadavérique. Maitland a observé que la queue, parfaitement droite pendant la vie, se recourbe au moment de la mort.

Au niveau de l'anus se trouvent deux spicules inégaux, rétractiles, faisant plus ou moins saillie au dehors, ou plus ou moins retirés à l'intérieur du corps. Chacun de ces spicules décrit un arc de cercle, et l'on peut distinguer chez chacun deux parties principales : une basale ou interne, et une terminale ou externe. La partie basale est manifestement rigide, à caractère chitineux ; sa surface est clairsemée d'épines très petites et mal définies, et elle s'évase légèrement en entonnoir vers son extrémité interne. La partie terminale du grand spicule peut être décrite comme un long filament incolore, cylindrique, légèrement ondulé, s'échappant brusquement de cette portion basale (1). Le petit spicule est, à sa base, à peu près de mêmes dimensions que le long ; mais chez lui la portion terminale est plus petite, plus épaisse, plus grossière et ne peut que difficilement être distinguée de la gaîne dans laquelle elle est contenue ; de plus, la formation chitineuse de la base semble se prolonger sur la région dorsale de la gaîne, jusqu'à l'extrémité libre qui se dirige brusquement vers l'orifice cloacal. Manson donne pour ces spicules les mesures suivantes :

Longueur du grand spicule....	0,600
Largeur de la base...........	0,170
Longueur du petit spicule......................	0,200
Largeur de la base........................	0,120

Si nous ajoutons que Maitland a pu voir près de l'extrémité postérieure des formations tubulaires remplies de spermatozoïdes, et paraissant aboutir à un *receptaculum seminis*, nous aurons exposé tout ce que l'on sait de l'anatomie du mâle. C'est peu de chose.

FEMELLE. — La femelle a été rencontrée beaucoup plus souvent que le mâle ; elle nous est donc mieux connue.

Plus longue et plus épaisse que le mâle, elle mesure 76 à

(1) A mi-chemin de cette partie effilée se trouve une petite proéminence latérale, au niveau de laquelle il semble qu'une sorte de mouvement de charnière puisse s'effectuer: tantôt, en effet, l'extrémité du spicule se replie sur sa face antérieure (Bourne) ; tantôt, elle se dirige brusquement en arrière, comme un bec de corbin (Manson). Peut-être n'est-ce que l'effet d'une fracture produite pendant la préparation.

100^{mm} (1) de long sur les échantillons arrivés à maturité pour une épaisseur de 0,185 environ (Manson) à 0,282 (Cobbold). Elle serait brunâtre, d'après Manson, mais Lothrop et Pratt ont montré qu'à l'état frais elle est blanche et plus ou moins transparente comme le mâle ; elle ne prend une teinte brune que sous l'influence des réactifs, ou d'un commencement de dessication.

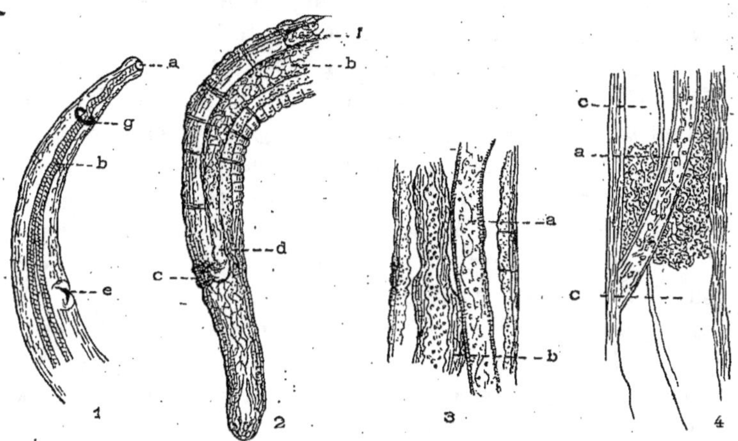

Fig. 3. — Femelle jeune de Filaire de Bancroft (*d'après Primrose*) : 1. *Extrémité antérieure* : *a*, bouche ; *b*, œsophage ; *e*, vulve ; *g*, anneau nerveux. — 2. *Extrémité postérieure* : *b*, intestin ; *c*, anus ; *d*, cloaque ; *f*, utérus. — 3. *A 5,48 de l'extrémité antérieure* : *a*, tube digestif ; *b*, paroi du vagin. — 4. *Au milieu du corps* : *a*, tube digestif ; *c*, utérus.

Elle est effilée à la partie antérieure. Son extrémité céphalique, épaissie, est légèrement claviforme ou bulbeuse et unie au corps par un cou plus ou moins allongé et étroit. La bouche terminale est petite (0,008 de diamètre) et inerme (2). La vulve, dont l'emplace-

(1) Cette mesure maxima est donnée approximativement d'après l'échantillon de Cobbold, dont l'extrémité postérieure manquait. Les dimensions de 155^{mm}/0,715 données par presque tous les auteurs, se rapportent à la Filaire de Magalhães (v. note 3, p. 15). Da Silva Lima donne 25 à 30^{mm} pour des échantillons qu'il ne décrit pas.

(2) Dos Santos décrit sur un exemplaire mesurant plus de 50^{mm}, quatre palpes et suçoirs (?). — Thiesing a retiré de l'ovaire d'une femme ayant séjourné 15 ans au Brésil, une Filaire femelle, non mûre, mesurant 70^{mm}/0,170, chez laquelle il décrit 6 papilles à l'extrémité antérieure ; la vulve était à 0,88 de celle-ci, l'anus à 1,20 de l'extrémité postérieure arrondie. On peut se demander s'il s'agit là réellement d'une Filaire de Bancroft (v. Appendice).

ment est marqué par une dépression entourée d'un bourrelet légèrement surélevé, s'ouvre à la partie antérieure, immédiatement en arrière du cou, à 1,20 environ de l'extrémité céphalique. Le corps, d'une épaisseur sensiblement égale sur toute la longueur, s'effile vers l'extrémité postérieure, qui s'incurve sur la face ventrale et s'arrondit brusquement à sa terminaison. L'anus subterminal s'ouvre de 0,170 (Manson) à 0,282 (Cobbold) de l'extrémité caudale.

Le tube digestif débute par un œsophage long de 0,46, musculeux, à parois épaisses, qui se perd insensiblement (1) dans un intestin à parois minces, contenant une matière moléculaire et granuleuse. D'abord central, le tube digestif rencontre bientôt le vagin, puis il est rejeté contre la paroi musculo-membraneuse par les deux utérus distendus qui remplissent la cavité générale : il est trois à quatre fois plus étroit que ces utérus, autour desquels il se déroule ou avec lesquels il s'entrelace. Il court ainsi sur toute la longueur du corps pour aboutir à l'anus.

L'appareil génital est formé de deux utérus tubulaires qui s'étendent sur presque toute la longueur du corps. Ils se terminent en cœcum au voisinage de l'extrémité caudale (1,27), tandis qu'à la partie antérieure du corps ils se réunissent en un point variable pour se continuer avec le vagin. Parfois ils dépassent sensiblement la vulve en avant, de telle sorte que le vagin qui leur fait suite doit suivre un trajet rétrograde pour gagner celle-ci. Ces tubes utérins sont constitués par une membrane délicate, sans texture ; ils sont bourrés d'œufs et d'embryons à divers stades de développement. Le vagin, long de 0,250, est séparé de l'utérus par une légère constriction ; sa paroi musculo-membraneuse est très épaisse et l'on peut voir des embryons engagés dans son étroite cavité (2).

L'anneau nerveux croise l'œsophage à la partie antérieure du corps.

Voici, pour terminer, quelques mensurations de femelles prises par différents auteurs :

---

(1) Manson mentionne à ce niveau un léger étranglement qu'il est disposé à attribuer comme artifice de préparation.

(2) Sur un échantillon de Sibthorpe le vagin était évaginé. Cet auteur croit que cette disposition est normale pendant la vie.

Cobbold, 1877.

Longueur.... .... 76-89^{mm}
Largeur... 0,282
Distance de la vulve à l'extrémité céphalique......... 1,27
Distance de l'anus à l'extrémité caudale.............. 0,282
Distance de l'utérus à l'extrémité antérieure......... 2,54
» » » postérieure......... 1,27

Lewis, 1877.

Diamètre maximum du corps..................... 0,254
» de la tête.............................. 0,050
» du cou 0,046
» à 0,46 de l'extrémité antérieure....... 0,114
» de la bouche.......................... 0,008
Longueur de l'œsophage........................ 0,462
Diamètre de l'intestin .... · 0,038

Manson, 1881.

Diamètre maximum du corps..................... 0,203
» du cou................. 0,056
» au niveau de la vulve 0,203
Distance de la vulve à l'extrémité antérieure......... 1,016
Diamètre de l'intestin 0,028
» de l'utérus............................... 0,152

Manson et Maitland, 1894 — (exemplaire légèrement ratatiné).

Diamètre maximum du corps..................... 0,185
» de la tête.............................. .. 0,030
» du cou................................... 0,025
Distance de la vulve à l'extrémité antérieure......... 1,200
» de l'anus à l'extrémité postérieure 0,170

Lothrop et Pratt, 1900.

Diamètre au milieu du corps.......... 0,240
» de la tête.............................. 0,068
du cou 0,051
Distance du vagin à l'extrémité antérieure....... 0,72 et 1,30

Primrose, 1903 — (mensurations prises sur un échantillon non parvenu
à maturité).

Longueur du corps .... 55^{mm}
Largeur » 0,190
Diamètre de la tête............................. 0,052
» minimum du cou 0,045
» au niveau de la vulve.................... 0,125
» minimum de l'extrémité postérieure........ 0,044

Distance de l'anus à l'extrémité postérieure	0,280
» de la vulve à l'extrémité antérieure..........	0,670
Diamètre de l'intestin	0,0347
Longueur du vagin................................	3,45
Distance du cœcum utérin à l'extrémité postérieure ...	1,20
Distance de l'anneau nerveux à l'extrémité céphalique.	0,195

Ce qui donnerait en formule de Cobb : (1)

$$\frac{-.\ 0,36\ .\ 3,64.\ ?.\ 1,22\ .\ 99,5}{-.\ 0,145.\ 0,377.\ ?.\ 0,254.\ 0,147}$$

ŒUFS. — La Filaire de Bancroft étant vivipare, les œufs ne se voient normalement que dans l'utérus de la mère. Ces œufs, contenus dans les tubes utérins, sont ovalaires lorsqu'ils ne sont pas déformés par la pression réciproque. Dépourvus de coque, ils sont limités par une délicate membrane chorionale, réfringente et anhiste. Leurs dimensions varient beaucoup suivant leur degré de développement (2). Ils peuvent se trouver côte à côte à des stades différents d'évolution dans une même portion de l'utérus ; toutefois, en général, ils sont d'autant plus développés qu'ils se rapprochent davantage de la partie antérieure du corps. On peut donc, de proche en proche, suivre toute l'évolution de l'œuf et de l'embryon : segmentation, différenciation, formation de l'embryon, que l'on voit nettement délimité et pelotonné sur lui-même à l'intérieur des œufs parfaitement mûrs. Cet embryon est mobile à l'intérieur de l'œuf et d'autant plus qu'il est plus développé ; lorsque son développement est achevé, on le voit faire des efforts vigoureux pour se dérouler et s'étendre dans sa membrane ovulaire. Manson

(1) Cobb a établi une formule qu'il considère comme devant être constante pour chaque espèce de Nématode. Il se base, en effet, sur l'hypothèse que les proportions des différentes parties du corps sont les mêmes chez les différents individus d'une même espèce. Pour établir sa formule, il prend cinq points fixes échelonnés sur la longueur du corps : 1° le commencement de l'œsophage ; 2° l'anneau nerveux ; 3° le cardia (étranglement qui sépare l'œsophage de l'intestin) ; 4° la vulve chez la femelle, et le milieu du corps chez le mâle ; 5° l'anus. Prenant pour unité de mesure la centième partie de la longueur totale du corps, il met pour chacun de ces points le diamètre au dénominateur, et au numérateur la distance qui le sépare de l'extrémité antérieure.

(2) Les mesures varient beaucoup suivant les différents auteurs. Les œufs complètement mûrs semblent mesurer environ 0,040 dans leur grand diamètre contre 0,025 0,330 dans leur petit diamètre. — Cobbold donne 0,028/0,025, Lewis 0,038/0,015, Manson 0,043/0,008, Lothrop 0,030-0,060/0,035.

a observé le fait nettement chez la *F. corvi torquati*. Pour la Filaire de Bancroft, il suffit de vider l'utérus de la femelle de place en place pour assister à ce développement de l'œuf et au dégagement de l'embryon immobilisé en différentes attitudes (1). Dans la dernière portion de l'utérus, on ne voit plus qu'un chevelu d'embryons disposés longitudinalement en faisceaux plus ou moins entrelacés. Lorsqu'ils franchissent la vulve, ils sont en général déroulés complètement, mais ils restent toujours entourés de la membrane chorionale qui leur constitue une sorte de gaîne. On peut assister sous le microscope à leur ponte, déterminée par des contractions intermittentes du vagin, qui en mettent à chaque fois un certain nombre en liberté. Au moment de quitter le corps de la mère l'embryon peut n'être pas encore déroulé ; la conséquence de cette sorte d'avortement est que ce sont les diamètres de l'œuf, beaucoup plus grands, qui se présentent à la lumière des capillaires lymphatiques, ce qui peut déterminer de véritables embolies pathogènes. C'est ainsi que Manson a pu trouver des œufs dans des œdèmes lymphatiques du scrotum ou de la jambe ; ainsi s'explique aussi qu'on les retrouve dans les épanchements chyleux (2).

HABITAT DE L'ADULTE. — La Filaire de Bancroft se loge en différents points de l'organisme, mais toujours, semble-t il, en rapport avec le système lymphatique. Elle a été trouvée fréquemment dans des varices lymphatiques du scrotum, du bras ou de la jambe ; parfois dans des hydrocèles au niveau du cordon, de l'épididyme ou du testicule ; plus exceptionnellement dans les lymphatiques du pelvis et de l'abdomen, dans les ganglions fémoraux engorgés et dans l'ovaire. Elle habite donc de préférence les varices lymphatiques, les gros troncs, et même les ganglions ; il est probable qu'on la trouverait fréquemment dans le canal thoracique lui-même.

Ces Filaires se réunissent volontiers par groupes ; les mâles et les femelles sont côte à côte, enchevêtrés, parfois inextricablement, mais les mâles sont beaucoup plus rares que les femelles (un mâle pour cinq femelles). Cette localisation dans les lymphatiques a été

(1) Voir notre observation de Loa, page 143.
(2) On peut de même, très exceptionnellement, les trouver dans le sang. (Cobbold).

prise sur le fait et nettement spécifiée à plusieurs reprises. Dans la belle observation de Manson (1881), signalée plus haut, une femelle vivante s'agitait à la surface de section du scrotum, la partie postérieure si solidement engagée dans un vaisseau lymphatique dilaté qu'elle se rompit lorsque l'opérateur voulut la retirer, et ne put être extraite toute entière. Maitland a vu ces Filaires renfermées en groupes compacts dans des dilatations kystiques périphériques des lymphatiques du bras ; lorsqu'on ouvrait ces formations, les Vers sous pression s'en échappaient en masse, avec des mouvements semblables à ceux des ressorts d'une montre. Dans le cas opéré par Primrose, Elliot, examinant le tissu scrotal réséqué, observa une formation kystique semblable qui, à l'ouverture, laissa échapper une goutte de sérosité et se trouva contenir plusieurs adultes. Placés dans une solution saline, ces adultes présentèrent des mouvements très actifs, s'enroulant et se déroulant avec rapidité, et ils purent y vivre plusieurs heures. A part la gêne apportée à la circulation lymphatique, ces Vers peuvent déterminer un léger degré d'inflammation locale, le liquide lymphatique dans lequel ils baignent pouvant être faiblement purulent, mais s'ils déterminent de véritables abcès ce n'est généralement qu'après leur mort et à la suite d'un traumatisme.

Les Filaires de Bancroft doivent se trouver chez un même individu en nombre considérable, par centaines souvent, s'il faut en croire Manson. Cet auteur fait en effet remarquer qu'il est rationnel de penser que le nombre des embryons trouvés dans le sang d'un sujet filarisé est proportionnel au nombre d'adultes qu'il abrite ; or, si dans un cas nous ne trouvons que deux ou trois embryons sur une lame de sang, dans un autre nous pouvons en rencontrer jusqu'à 500 et 600 ; d'où l'on peut logiquement conclure qu'un des sujets loge 200 fois plus d'adultes que l'autre. Manson admet, en outre, qu'une seule femelle ne suffit pas à répandre dans la circulation des embryons en quantité suffisante pour qu'on puisse les déceler par un examen ordinaire ; on peut donc supposer que la présence de plus d'un millier de Vers chez un même individu n'est pas rare (1). La chose n'est pas invraisemblable si l'on réfléchit que

(1) Maitland a vu les embryons disparaître du sang d'un individu atteint d'adénite fémorale double, chez lequel il avait extrait d'un côté un certain nombre.

les filarisés sont en général exposés à la réinfection durant toute
leur vie ; mais si l'on songe que beaucoup d'entre eux sont en
parfait état de santé et que la plupart des autres ne souffrent que
d'affections relativement bénignes, on s'étonnera de la tolérance
dont leur organisme fait preuve envers des parasites de cette
taille.

Il est certain que ces Vers se déplacent dans le corps et que les
sexes se recherchent : ils circuleront pendant un certain temps
dans les espaces lymphatiques sous-cutanés, puis dans les vaisseaux lymphatiques, peut-être même dans la circulation sanguine
comme le suppose Moty ; là ils s'accoupleront ; plus tard ils se

d'adultes ; on en peut donc conclure que les adultes qui restaient de l'autre côté
se trouvaient en trop petit nombre pour répandre dans la circulation des embryons en quantité suffisante. — Mais, d'autre part, Primrose, ayant extrait une
femelle mûre et une femelle non fécondée en opérant un lymphoscrotum, a constaté que deux mois après l'opération, les embryons avaient disparu à peu près
totalement : il n'en put trouver qu'un seul, malgré des examens répétés. Manson
croit que, dans ce cas, la disparition des embryons est due, non à cette extraction d'un seul adulte fécond — en admettant qu'il n'y eût effectivement que
celui-là dans le tissu réséqué — mais à une attaque de lymphangite et de fièvre
éléphantiasique, dont le malade de Primrose a souffert 46 jours après son opération et qui était manifestement due à la mort des quelques Filaires restées dans
l'organisme. Il est certain pour lui qu'une seule femelle ne suffirait pas à répandre dans la circulation les 1764 embryons par centimètre cube que l'on trouvait
encore chez ce malade le lendemain de l'opération. Maitland, puis Low avaient
déjà observé cette disparition des embryons succédant à une attaque de lymphangite. — Manson rapporte un cas analogue des plus instructifs : un malade atteint
de varices lymphatiques et si profondément filarisé que l'on pouvait, en 1892,
observer 300 et 400 embryons par lame de sang, est victime en 1893 d'une attaque sérieuse de lymphangite ; un mois plus tard les embryons ont à peu près disparu (1-2 par lame seulement) ; nouvelle attaque en 1894, suivie cette fois d'une
disparition complète qui s'est maintenue, quoique les manifestations de l'infection
n'aient pas cédé.

Nous pouvons, par analogie, rapprocher le cas de Brumpt, qui a retiré des centaines d'adultes de *F. perstans* à l'autopsie d'une femme qui ne présentait que 8
à 10 embryons par lame de sang, et le nôtre, où, malgré une vingtaine de femelles adultes de Loa, les Filaires diurnes n'ont été vues qu'exceptionnellement.

Pour élucider la question de cette relation entre la quantité des adultes et
celle des embryons, il faudrait pouvoir compter les embryons peu avant la mort
et rechercher *post mortem* le nombre des adultes. Mais la chose est encore très
délicate ; quel que soit le soin apporté à une semblable recherche, nul ne
peut se flatter d'avoir isolé tous les adultes logés dans le corps d'un Homme ; de
plus, la répartition des embryons dans la masse sanguine est très inégale, très
sensible à diverses influences, et particulièrement troublée aux approches de la
mort.

fixeront seuls, ou par petits groupes, en un point où ils seront parfois immobilisés par les désordres mêmes qu'ils auront déterminés.

La Filaire de Bancroft a la vie très longue. On l'a vue déterminer des troubles en un même point pendant de longues années ; l'on connaît des cas d'hématochylurie ou de lymphoscrotum qui ont duré fort longtemps : 14 et 22 ans (S. Araujo), 23 et 50 ans (Sonsino), 32 ans (Manson). Il est vrai qu'il faut compter avec les réinfections locales ; aussi les seuls cas véritablement probants sont-ils ceux où les manifestations filariennes se prolongent lorsque les malades ont quitté les régions endémiques et, à plus forte raison, ceux où les troubles ne se sont déclarés qu'après un temps de séjour en Europe. Or on a vu des individus subir leur première attaque d'hématochylurie 5 et 6 ans après avoir quitté les pays contaminés.

3. — EMBRYON

Les embryons, pondus en un point quelconque du système lymphatique, vont, s'ils ne rencontrent pas d'obstacles, suivre le cours de la lymphe, remonter le canal thoracique et gagner le milieu sanguin dans la veine sous-clavière gauche, de là le cœur droit, la circulation pulmonaire et enfin le cœur gauche qui les répandra dans la grande circulation.

Voyons maintenant comment ils vont se présenter à nous dans une goutte de sang frais prélevée sur un point quelconque du corps (1).

La Microfilaire de Bancroft ou *Filaria nocturna*, examinée à un grossissement moyen, apparaît sous la forme d'un animal transparent, incolore, semblable à un petit Serpent, qui, sans changer réellement de place sur le champ de la préparation (2), s'agite avec

(1) Voir principalement : *Manson*. Brit. Med. J., I, p. 792, 1893. — *Van Campenhout* et *Dryepondt*. Journ. méd. de Bruxelles, p. 420, 1901. — *Idem*. Rapport sur les travaux du laboratoire médical de Léopoldville (1899-1900), Bruxelles, p. 118, 1901. — *Annett, Dutton, Elliott*. Report on the malaria expedition to Nigeria, II part., Filariasis, p. 43, 1901. — *Manson*. Tropical Diseases, Londres, 1904, et traduction française, Paris, p. 542, 1904.

(2) Cette absence de progression est pour plusieurs auteurs, Manson en particulier, tout à fait caractéristique de la Filaire nocturne et des embryons engaî-

une grande activité au milieu des globules sanguins, qu'il bouscule
en tous sens. Lorsqu'après quelques heures ses mouvements se

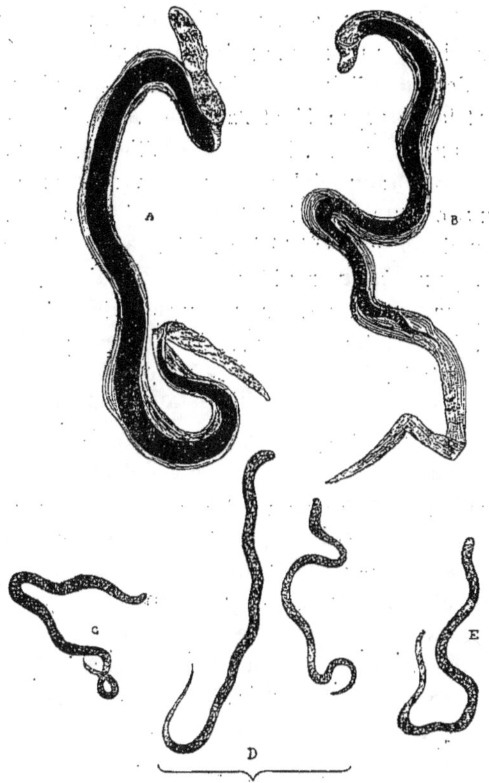

Fig. 4. — Filaires embryonnaires (*d'après Manson*). — A. *F. nocturna*. — B.
F. diurna. — C. *F. Demarquayi*. — D. *F. Ozzardi*, variété effilée et variété
tronquée. — E. *F. perstans*.

sont ralentis, on peut voir qu'il s'agit d'un organisme cylindrique,
long et effilé, ayant une de ses extrémités brusquement arrondie

nés. Toutefois le fait a été mis en doute par T.-L. Bancroft, puis par Annett,
Dutton, Elliott. Ces derniers affirment que, sur des préparations fraîches examinées immédiatement, on peut voir les Microfilaires présenter des mouvements
de translation, mais que bientôt l'extrémité antérieure de la gaine semble se
fixer à la lame et immobiliser l'animal, comme cela se passe pour la *F. recondita* du Chien.

(extrémité antérieure), l'autre extrémité se rétrécissant graduellement sur le dernier cinquième de la longueur totale et se terminant
en pointe (extrémité postérieure). Cet embryon mesure environ
300 μ de long sur 8 μ de large, c'est-à-dire que son diamètre est un
peu supérieur à celui d'un globule sanguin (1). Vu à un plus fort
grossissement, il apparaît entièrement contenu dans une sorte de
sac très délicat, flexible et homogène, qui n'est autre que la membrane de l'œuf à l'intérieur de laquelle il s'est déroulé (2). Ce sac
ou cette « gaîne », comme on l'appelle plus communément, s'applique étroitement sur toute la longueur du corps, comme un
fourreau autour d'une lame, mais elle est beaucoup plus longue
que lui et le dépasse en arrière et en avant sur une certaine étendue ; ces portions inoccupées s'affaissent, se froissent, se replient
sur elles-mêmes et pendent à la remorque de l'animal. L'embryon
peut se déplacer à l'intérieur de cette enveloppe par un mouvement d'avance ou de recul ; on le voit parfois se débattre au dedans
d'elle, et buter de la tête contre la partie antérieure, comme s'il
faisait un effort pour en sortir. Les dimensions des parties libres
de la gaîne sont très variables en avant et en arrière, et, naturellement, pour un même individu, lorsque l'une augmente l'autre
diminue ; parfois elle est si ajustée que l'embryon la remplit entièrement, elle paraît alors absente ; en général la portion vide est
plus longue et plus effilée à la partie postérieure.

Si l'on examine l'extrémité antérieure aux plus forts grossisse-
ments, lorsque les mouvements de la Filaire ont presque complètement cessé, on peut constater que la tête se termine par une

(1) Ces dimensions varient quelque peu suivant les individus et suivant le mode
de préparation. Nous donnons là une moyenne. Les chiffres extrêmes sont : pour
la longueur : 247 (von Linstow) et 351 (Leuckart) ; pour la largeur : 6 (Lothrop,
Leuckart), 10 (Manson) et 11 (Blanchard). Ce sont les dimensions de l'embryon
observé dans le sang ; dans l'utérus de la mère ils sont sensiblement plus petits
(127-200 d'après Cobbold). Tribondeau signale à Tahiti une Filaire nocturne mesurant 155/5-6 (?). — Nous ne retiendrons pas les dimensions de 700 μ et
de 1-2^{mm}/0,050-0,150 (?) données par Lancereaux et par Remlinger.

(2) Sonsino pensait que la gaîne était produite par une mue précoce de l'embryon. Mais il suffit de remarquer qu'à aucun moment l'embryon n'est nu, ni
dans l'utérus, ni dans le sang frais, et que, comme nous l'avons dit, on peut l'observer se déroulant à l'intérieur de la membrane ovulaire qui s'allonge avec
lui, pour voir que cette opinion est probablement inexacte. Toutefois la question
est encore à l'étude.

espèce de rostre conoïde, trapu et mousse, entouré d'une sorte de
prépuce délicat formé d'une collerette de six dentelures ou crochets qui tantôt le recouvre et tantôt le découvre. Lorsque ce rostre
est à découvert, ces dentelures vues de profil paraissent légèrement renversées et elles semblent s'insérer circulairement à sa
base comme les pétales d'une fleur trop épanouie. Il est lui-

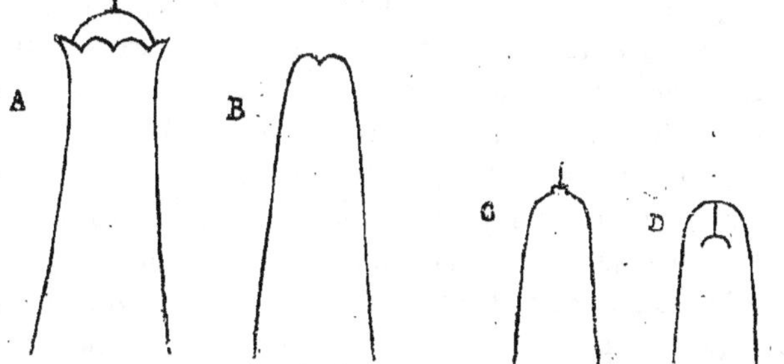

Fig. 5. — A et B, extrémité antérieure de la *F. nocturna* ; B et C, extremité
antérieure de la *F. perstans* (*d'après Manson*)

même animé de mouvements actifs de propulsion et de rétraction,
mais il est difficile de déterminer exactement quelle part dans ces
mouvements revient à l'activité propre du rostre et quelle part
à celle du prépuce. Eufin l'on peut voir au sommet du rostre un
petit dard ou filament extrêmement ténu, animé d'un mouvement
très rapide de projection et de rétraction, comme la langue d'un
Serpent, particulièrement actif lorsque l'animal est sur le point de
mourir. Ce dard est sans doute un organe sensoriel ou tactile, le
rostre et son prépuce constituant probablement un appareil de
perforation dont l'animal aura à faire usage pour traverser la paroi
de l'estomac de son hôte intermédiaire (v. p. 44) (1). Il est par
suite aisé de comprendre le rôle de la gaîne ; c'est un rôle de pro-
tection contre cet appareil. Sans cette muselière l'animal perfore-

(1) On peut se représenter que les choses se passent comme suit : lorsqu'un
point faible de la paroi a été décelé par le filament sensoriel, le rostre appuie
fortement en ce point et le déprime ; le prépuce alors s'entr'ouvre et, pour
donner un point d'appui au travail du rostre, il accroche par ses dentelures la
circonférence de la dépression qu'il dilacère violemment ; la brèche faite,
l'animal l'élargit par les efforts qu'il fait pour faire passer le reste de son
corps.

rait la paroi des vaisseaux où il est contenu, pour le plus grand dommage de son hôte, — et de lui-même qui échapperait ainsi à sa destinée (1).

Pour la structure interne de l'embryon, les observations varient quelque peu suivant les différents auteurs. Voici la description qu'en donne Manson, l'observateur qui certainement a le plus d'expérience de ces examens : « On peut remarquer que vers la partie postérieure du tiers moyen du parasite il existe un dépôt irrégulier de matière granuleuse qui, à l'aide de colorants appropriés, apparaît comme un viscère quelconque (2). Cet organe occupe sur une certaine longueur l'axe du parasite. Ensuite, à un très fort grossissement, on apercevra une délicate striation transversale très serrée dans la couche musculo-cutanée qui existe sur toute la longueur de l'animal. En outre, si l'on regarde attentivement vers la partie postérieure du premier cinquième de la

(1) Pour bien observer la conformation de l'extrémité antérieure de la *F. nocturna*, Manson, qui a décrit ces particularités, recommande d'examiner un individu vivant et *dépouillé de sa gaîne*. Pour obtenir cet « *ecdysis* » artificiellement, il indique le procédé suivant, qui consiste simplement à refroidir une préparation avec de la glace: luter à la vaseline les lamelles de quelques préparations humides de sang, les envelopper séparément avec du papier-filtre, et les placer, renfermées dans une petite boîte de fer-blanc étanche, sur un bloc de glace pendant six ou huit heures: le sang ne doit pas se congeler. Si l'on examine une lame à ce moment, à mesure qu'elle se réchauffe, on voit que l'hémoglobine quitte les globules rouges et diffuse dans le plasma, qui s'est obscurci ; bientôt l'on pourra observer que les embryons font de puissants efforts pour sortir de leur enveloppe ; ils se retirent vers l'extrémité postérieure de la gaîne, puis s'élancent et vont buter de la tête à l'extrémité opposée; s'ils arrivent à se pratiquer une ouverture, ils ont vite fait de s'évader ; on les verra alors circuler librement dans le champ du microscope, la gaîne affaissée et vide restant non loin comme un vêtement abandonné. Il est facile d'assister à toute l'opération et d'en constater les différents moments simultanément sur une même lame. Le fait se produit probablement en raison d'une action toute mécanique, due à l'épaississement du sang ; le sang visqueux maintient pour ainsi dire la gaîne qui, normalement, fuit sous les efforts de l'animal. Faisons dès à présent remarquer que les mêmes phénomènes d'hémolyse et d'*ecdysis* se produisent dans l'estomac du Moustique sous l'action des sucs digestifs. — La Filaire étant dépouillée de sa gaîne, pour bien étudier son armature céphalique, choisir un coin de la préparation où le sérum soit clair, l'embryon isolé, non obscurci par l'hémoglobine ou les débris corpusculaires, et examiner à l'immersion avec un bon éclairage.

(2) Cet organe, décrit par Manson, correspond évidemment à ce que quelques auteurs appellent le tube digestif; pour Remlinger, il occuperait le corps de l'embryon sur toute sa longueur. — Toutefois il n'est pas décrit par tous les observateurs.

longueur totale, on y découvrira sûrement une zone brillante, triangulaire, en forme de V. La signification de cette tache en V sera trouvée si l'on colore très légèrement à la solution faible de campêche. Le colorant met en évidence une autre tache semblable à la précédente, quoique beaucoup plus petite ; cette seconde tache est située à peu de distance de l'extrémité caudale. J'ai désigné la première sous le nom de *tache en V* (*V spot*), la dernière sous le nom de *tache caudale*. Ces taches représentent probablement des organes en voie de développement, la tache en V étant le rudiment du futur système vasculo-urinaire ou peut-être du système génital, et la tache caudale celui de l'anus ou du cloaque et de la partie postérieure du tube digestif. Ces taches ne se colorent pas par la solution forte de campêche ou par les couleurs d'aniline. La coloration au campêche montre aussi que la Filaire est principalement composée d'une colonne de cellules extrêmement petites et serrées entre elles, incluses dans le cylindre musculo-cutané strié transversalement ; en tout cas de nombreux noyaux y sont visibles çà et là. L'interruption observée sur tous les spécimens colorés dans la colonne de noyaux a lieu en un point légèrement postérieur à la tache en V. Cette interruption ne peut être observée que sur les préparation colorées » (1).

Selon van Campenhout les noyaux, en forme de bâtonnets, sont disposés longitudinalement, parfois deux par deux jusqu'à la tache en V, plus irrégulièrement en arrière de celle-ci : le dernier noyau présente souvent la forme d'un triangle isocèle très allongé dont l'angle aigu regarde l'extrémité postérieure, (chez la *F. perstans* au contraire il a la forme d'un bâtonnet placé transversalement). Des interruptions assez constantes s'observent entre ces noyaux ; elles sont indiquées par des espaces plus clairs (taches). Ces espaces peuvent être notés comme suit (2) :

1) Espace céphalique : de l'extrémité céphalique aux deux premiers noyaux.

2) Tache bilobée (tache en V), située vers le tiers antérieur.

(1) Traduction de Guibaud et Brengues, p. 543-545.
(2) Van Campenhout croit de plus avoir observé sous la cuticule quelques noyaux semblables à ceux que Fedtshenko a décrits chez l'embryon de la Filaire de Médine.

3) Tache claire, arrondie, avec un point foncé au centre, située en arrière du milieu du corps.

4) Tache claire, irrégulière, avec ordinairement aussi un point coloré central, vers le cinquième postérieur.

D'autre part Annett, Dutton, Elliott décrivent comme suit les taches qu'ils ont observées, indiquant leur situation exacte en pourcentant par rapport à la longueur totale et en partant de l'extrémité céphalique. Leurs observations ont porté sur un grand nombre d'embryons :

1) Lacune irrégulière, transversale, à 21,5 °/₀ de l'extrémité céphalique. Constante.

2) Tache en V ou lacune transversale, irrégulière, à 30 °/₀. Presque toujours présente.

3) Correspondant au viscère central, une étendue de longueur variable sur laquelle les cellules sont lâches, son centre étant à 63 °/₀ de l'extrémité céphalique. Constante.

4) Tache irrégulière, parfois ovale, à 85 °/₀. Souvent présente.

5) Une petite tache centrale, brillante, à 91,5 °/₀. Occasionnellement seulement.

En résumé, contrairement à ce qui semble à un examen superficiel, le contenu de l'embryon n'est pas une formation homogène.

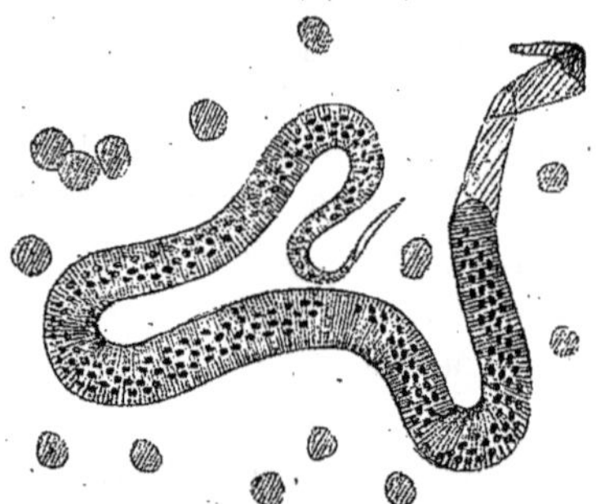

Fɪɢ. 6. — *F. nocturna*, d'après un échantillon prélevé sur un malade originaire d'Haïti et communiqué par le Dʳ Girard. — La tache caudale n'est pas visible. La striation transversale est très accentuée. — Grossissement : 350.

Des différentes descriptions données par les auteurs, on peut retenir l'aperçu suivant: le corps de la Microfilaire est constitué par un cylindre musculo-cutané finement strié, à l'intérieur duquel est une colonne de cellules, simple ou double, et bien visible par ses

noyaux qui se colorent fortement. Quelques solutions de continuité dans cette colonne cellulaire sont indiquées par une tache
claire, parfois très réfringente, et ne se colorant que très faiblement. Ces taches marquent probablement la place d'organes en voie
de différenciation. Mais leur dispositon n'est pas constante, et leur
forme varie suivant la face du corps que l'embryon présente à
l'examen ; aussi leur description varie-t-elle avec les différents
auteurs. L'on peut toutefois, dans l'ensemble, les distribuer comme
suit :

1º Premier espace clair entre l'extrémité antérieure et les premiers noyaux de la colonne cellulaire (van Campenhout).

2º Tache triangulaire transversale, bien visible, située à la partie
antérieure en un point variable, première ébauche probablement
de l'appareil génital (Tache en V de Manson, tache bilobée de van
Campenhout).

3º Un peu en arrière du milieu du corps, étendue variable sur
laquelle les cellules plus lâches déterminent, par leur écartement,
la formation d'un espace clair, allongé, axillaire, dans lequel on
peut observer un dépôt irrégulier de matières granuleuses, et constituant le rudiment d'un canal central, peut-être du tube digestif
(viscère central de Manson, etc.).

4º Une tache irrégulière, parfois ovale, plus petite, vers le
dernier cinquième de l'animal, correspondant probablement à
a dernière portion du tube digestif ou au cloaque. (Tache caudale) (1).

4. — PÉRIODICITÉ (2)

Une curieuse particularité de la Filaire nocturne est son apparition périodique dans la circulation périphérique. Si, en effet,
l'on examine une goutte de sang prélevée au milieu du jour sur

(1) Le docteur Brumpt pense que les taches embryonnaires sont au nombre de
quatre, et non de deux comme l'a dit Manson. — Il prépare d'après ses observations sur ces questions de morphologie, et sur les Filaires en général, une note
qui paraîtra prochainement dans les *Archives de Parasitologie*.

(2) Voir principalement : *Annett, Dutton, Elliott*. Rep. on the malaria exped.
to Nigeria, II, Filariasis, Londres, 1901. — *Mackenzie*. Trans. Path. Soc. London,
1881-2, xxiii, p. 394. — *Manson*. China Imp. Mar. Cust. Med. Rep., 1882, xxii,

un individu notoirement filarisé, on ne trouve le plus souvent pas
un seul embryon, tout au plus peut-on en rencontrer un ou deux
sur toute une préparation ; mais si l'on répète cet examen sur du
sang prelevé d'heure en heure, on remarque qu'à l'approche du
soir, vers cinq ou six heures (1), les Filaires commencent à apparaître, et que leur nombre va en croissant jusque vers minuit,
heure à laquelle il n'est pas rare d'en trouver 200 et 300 dans une
seule goutte de sang. Après minuit elles décroissent graduellement
jusqu'à huit ou neuf heures du matin, puis disparaissent pour
toute la journée de la circulation périphérique.

Depuis que Manson a attiré l'attention sur ce phénomène, les
observations se sont multipliées. Elles ont montré que cette périodicité, dans des conditions normales d'existence, se maintient
avec une fixité remarquable ; les graphiques de nombreux auteurs en font foi. D'autre part, différents observateurs, Manson,
Myers et Mackenzie principalement, ont cherché quelle pourrait
être la cause de cette apparition périodique, et pour cela quelles
en sont les variations, et quels facteurs sont susceptibles de les
déterminer.

Les diverses expériences entreprises à ce sujet ont montré
que les facteurs objectifs sont sans action sur la périodicité. Elle
n'est influencée ni par les variations de la pression atmosphé-
rique, ni par celles de la température, ni par la lumière ou l'obs-
curité ; il ne suffit pas d'enfermer un malade de jour dans un lieu
obscur pour faire apparaître les Filaires dans son sang. Si d'autre
part l'on se tourne vers le sujet lui-même, on voit que les variations du pouls ou de la température physiologique sont sans
influence sur cette périodicité ; elle n'est de même pas modifiée si
l'on voit varier les heures de repas. Par contre, Mackenzie, par une

p. 63, et xxiii, p. 1. — Lancet, 1882, I, p. 289. — « *F. sanguinis hominis* », Londres, 1883. — J. of Trop. Med., Août 1899, p. 188. — *Mortimer-Granville.*
Lancet, 1882, I, p. 314. — *Myers.* China. Imp. Cust. Med. Rep., 1886, xxxii, p. 1
et Tr. Epid. Soc., London (1886-7), 1888, n. s., vi, p. 58. — *Scheube.* Sammel.
Klin. Vortr., Leipzig, 1883, n° 232, p. 2123. — *Thorpe*, Brit. Med. J., 1896, ii,
p. 922. — *Von Linstow.* Zool. Anz., Leipz., 1900, xxiii, p. 76.

(1) Ces heures sont très variables ; les embryons n'apparaissent parfois qu'à
8 heures, 9 heures et même 10 heures du soir (Eve et Mc Carty). — Ces variations tiennent probablement aux différences d'habitude des sujets (V. plus
loin).

expérience restée classique, a montré qu'il suffit de modifier expérimentalement les heures de veille et de sommeil, pour modifier la périodicité. Si, en effet, l'on oblige un individu filarisé à dormir le jour et à veiller la nuit, on observe qu'après trois ou quatre jours où la périodicité semble disloquée, elle s'intervertit parallèlement, de sorte qu'au cinquième jour les Filaires se montrent au maximum pendant la journée et disparaissent pendant la nuit. Cette périodicité inverse est presque aussi nette que la périodicité normale. Lorsque le sujet reprend ses habitudes ordinaires, après deux ou trois jours d'hésitation, les Filaires reparaissent et disparaissent aux heures accoutumées. Manson, puis Annett, Dutton, Elliott ont repris l'expérience de Mackenzie et ont obtenu les mêmes résultats. — Lorsque l'on s'éloigne de la physiologie normale, pendant les accès de fièvre, dans les états comateux, etc., la périodicité se trouble, les Filaires apparaissent de jour, ou elles disparaissent totalement.

La cause immédiate de cette périodicité est aisée à comprendre : c'est une adaptation de la Filaire aux habitudes nocturnes de son hôte intermédiaire ; mais il est plus difficile d'en expliquer les causes secondes qui, au point de vue scientifique, doivent surtout nous intéresser.

Différentes hypothèses ont été émises à seule fin de les déterminer ; quelques unes n'ont plus qu'un intérêt historique ; nous allons les passer rapidement en vue.

Carter a supposé que les embryons sont transportés dans le sang par le débordement de chyle qui suit l'absorption de la nourriture. Mais on s'explique mal, dans ce cas, qu'ils ne soient pas entraînés par le chyle qui suit le repas du matin ou du milieu du jour, et l'on sait de plus que la périodicité n'est pas sous la dépendance des heures de repas.

Myers a donné une explication plus séduisante, qu'il pensait confirmée par ses patientes recherches : pour lui les embryons ne seraient pondus qu'à la fin du jour et, par suite, se répandraient périodiquement dans la circulation sanguine, où ils ne vivraient que quelques heures pour mourir et être résorbés dès le matin. Il avait cru constater par des examens répétés que, sur les préparations du matin, les mouvements des Filaires étaient moins vifs, plus alanguis et leur vitalité beaucoup moindre que sur celles du soir. — Cette théorie prêtait à de nombreuses objections : ce gaspillage quotidien de millions d'embryons dépasserait la prodigalité habituelle de la Nature, et supposerait une invraisemblable fécondité de la part des quelques adultes chargés de les renouveler chaque jour ; de plus, on devrait trouver dans le sang du matin des Filaires mortes, ou tout au moins des débris en voie de résorption, ce qui n'est pas le cas. En outre, comment expliquer que les embryons meurent si vite dans le sang, leur milieu naturel, lorsqu'ils peuvent vivre plusieurs jours dans une préparation bien lutée à la température ordinaire ? Enfin la même périodicité ne s'observe pas dans les urines chyleuses et dans la lymphe écoulée des lymphorrhagies. — Manson a repris les expériences de Myers et n'a pu les corroborer.

Scheube a émis l'opinion que le passage des embryons dans le courant lymphatique, puis dans la circulation sanguine, gêné au maximum pendant la journée par le travail de la digestion et l'activité musculaire, est au contraire facilité pendant le sommeil par le fait de la position horizontale, du repos musculaire et des inspirations profondes. — Cette théorie qui, quoique n'admettant pas la ponte périodique, suppose le passage périodique des embryons dans la circulation, explique tout au moins que l'on n'observe pas généralement de périodicité dans les épanchements lymphatiques, mais elle est incomplète. En effet, si elle montre pourquoi les embryons apparaissent pendant la nuit, elle ne dit pas pourquoi ils disparaissent pendant le jour. Par suite elle ne remplace que partiellement l'hypothèse de Myers, à laquelle elle veut répondre, et prête à des objections semblables.

La question est donc tout d'abord de savoir ce que deviennent les embryons pendant le jour, s'ils ne meurent pas dès le matin. *Manson* pensait qu'ils devaient se réfugier dans la circulation pulmonaire. Il s'appuyait sur l'analogie avec la *F. immitis* du chien, dont les embryons, qui présentent une périodicité analogue à celle de la Filaire nocturne, quoique moins marquée, se retrouvent dans les vaisseaux du poumon chez des Chiens foudroyés en plein jour avec de l'acide prussique. Cet auteur eut l'occasion de vérifier le fait chez un malade qui, lui rendant inconsciemment le service de faire cette expérimentation sur lui-même, s'était suicidé en absorbant de l'acide prussique à huit heures et demie du matin, heure à laquelle, on le sait, les embryons ont disparu de la circulation périphérique. La mort fut presque instantanée et Manson pratiqua l'autopsie six heures plus tard. Il trouva 17 adultes de Filaire de Bancroft dans une masse lymphatique variqueuse occupant le bassin et la partie postérieure de la cavité abdominale. Puis il examina systématiquement chaque organe pour rechercher les embryons, en prélevant sur chacun des gouttes de sang par expression, ou en pratiquant des coupes. Les résultats de cette recherche furent très concluants. Il trouva un nombre considérable d'embryons morts dans toute la circulation pulmonaire : capillaires, artère et veine pulmonaires en étaient littéralement farcis ; le ventricule gauche, le muscle cardiaque lui-même, l'aorte et la carotide en contenaient encore un grand nombre ; quelques-uns s'étaient réfugiés dans les artères et veines coronaires, dans le ventricule droit, ou dans les capillaires des muscles, du cerveau ou des reins. D'autre part, il constata leur absence des vaisseaux du foie, de la rate et de la moelle osseuse, fait très remarquable puisque c'est précisément dans ces organes que se réfugie l'Hématozoaire du paludisme, qui présente lui aussi sa périodicité, quoique à plus longue échéance. En général les embryons de Filaire semblent préférer les vaisseaux artériels, où ils se rencontrent en plus grande abondance que dans la circulation veineuse, et il est difficile de s'expliquer comment des organismes si délicats peuvent maintenir leur position dans le courant sanguin de gros troncs tels que l'aorte et la carotide. Il est de même difficile de déterminer les causes qui régissent leur distribution particulière dans les différents organes. — Low et Plasencia ont constaté depuis Manson cette accumulation des embryons dans les vaisseaux pulmonaires, chez des sujets atteints de filariose et morts de maladie intercurrente.

Plus récemment, *von Linstow* a cru pouvoir expliquer l'apparition périodique de la Filaire nocturne dans la circulation superficielle par les variations de tonicité des capillaires de la peau. En effet, de jour, ces capillaires sont si étroits que les globules de $7,5\ \mu$ y passent à peine ; de nuit, leur tonicité se relâche, ainsi qu'on peut le conclure de la chaleur cutanée et de la tendance à la transpiration ; leur diamètre s'élargit et ils permettent le passage d'embryons mesurant de 9 à 10 μ de largeur. — Mais il semble que cet auteur force un peu le diamètre de la Filaire nocturne ; elle ne mesure en moyenne que 8 μ de large, c'est-à-dire que son diamètre ne dépasse pas de beaucoup celui d'un globule sanguin et les embryons de 6 et 7 μ ne sont pas rares. Tout au plus peut-on penser qu'étant très longs, ils sont moins aptes que les hématies à passer à frottement. A l'appui de sa théorie, von Linstow fait remarquer que la *F. perstans*, qui ne mesure que 5 μ de large, ne présente pas de périodicité et peut être décelée dans la circulation périphérique de jour aussi bien que de nuit. Il est aisé de répondre que la Filaire diurne, par contre, se montre de jour seulement dans le sang superficiel, quoique son diamètre et sa taille soient les mêmes que ceux de la Filaire nocturne. Enfin les embryons apparaissent ici dès 5 à 6 heures du soir, c'est-à-dire longtemps avant que la tonicité des capillaires cutanés se relâche, pour commencer à décroître après minuit, heure à laquelle cette tonicité doit être à son minimum.

En réalité, aucune des explications données jusqu'à présent n'est entièrement satisfaisante. Toutefois le problème s'est limité, et il importe de le préciser. De cet aperçu ressortent deux faits capitaux pour la question qui nous occupe : les embryons disparaissent de la circulation périphérique parce qu'ils se réfugient dans les organes profonds (Manson), et le moment de cette disparition est en relation plus ou moins directe avec les heures de veille ou de sommeil (Mackenzie).

Nous connaissons donc le mécanisme de la périodicité, mais nous ne pouvons que soupçonner la cause qui le met en jeu. C'est pourquoi les rapports du sommeil et de la périodicité demandent à être examinés de près. Ils ont été mis en valeur par l'expérience de Mackenzie qui, on le sait, a interverti la périodicité en intervertissant les heures de sommeil. Manson a remarqué de son côté que, si l'on s'abandonne au sommeil pour peu de temps et à de courts intervalles, et *cela plusieurs jours durant*, la périodicité est bouleversée jusqu'à disparaître ; là encore le parallèle se maintient. — On peut rapprocher de ces expériences les observations faites par différents auteurs dans certains pays sur une plus grande échelle et en dehors de toute expérimentation. Thorpe a observé aux Iles des Amis (Océanie) une Microfilaire que Manson à reconnu être une variété de *F. nocturna* (1), mais qui ne présente pas de périodicité : il l'a rencontrée de jour aussi bien que de nuit d'une façon constante. Il explique le fait par les habitudes des indigènes qui, passant volontiers leurs nuits à festoyer et à se conter des aventures, se reposent indifféremment à toute heure du jour ou de la nuit. Annett, Dutton, Elliott dans le Bas-Niger et Ziemann dans le Cameroun ont observé des faits analogues : la périodicité est en général moins typique dans ces pays par suite des mœurs irrégulières des natifs. Ce sont là des confirmations en grand de l'observation de Manson que nous venons de signaler (2).

Ces faits établissent bien qu'il existe une certaine dépendance entre la pérodicité et les heures du sommeil. Mais cette relation demande à être interprétée. En effet, si nous remarquons que dans l'expérience de Mackenzie la périodicité normale n'est intervertie régulièrement, ou n'est retrouvée, qu'après une hésitation de trois ou quatre jours ; — que lorsqu'on prolonge l'état de veille ou, autant que possible, l'état de sommeil pendant plusieurs jours, la périodicité ne se modifie pas (Manson) ; — enfin que les Filaires commencent à apparaître dans le sang dès 5 à 6 heures du soir, c'est-à-dire plusieurs heures avant le sommeil, pour commencer à disparaître dès 1 heure du matin, au moment où celui-ci est le

---

(1) Cette Microfilaire des Iles des Amis est en effet par sa morphologie entièrement superposable à la Filaire nocturne (gaîne, prépuce, *V spot*, etc..). Mais elle est en moyenne un peu plus petite et sensiblement plus étroite que les spécimens observés en Chine et aux Indes. Thorpe donne les mensurations suivantes: Longueur : 254 à 317 μ, en moyenne 280 ; en préparation colorée : 254 en moyenne. — Largeur ; 5,6. — Sur un spécimen de 254 μ de long : largeur à l'extrémité céphalique : 5,4 ; au 1/4 antérieur : 6,3; au milieu du corps : 5,5 ; à la base de l'extrémité caudale : 4,7. — Ces dimensions réduites pourraient-elles, conformément à la théorie de von Linstow, faciliter la circulation de ces embryons dans les capillaires à toute heure du jour ?

(2) Pour tirer de ces observations une conclusion certaine, il serait intéressant et indispensable d'en faire expérimentalement la contre-partie en recherchant si la périodicité nocturne s'établirait chez un de ces indigènes, soumis à des habitudes régulières et normales. — Green a remarqué le fait suivant, qui va à l'encontre de ces observations: chez les agents de police de Calcutta qui sont assez fortement filarisés, bien que, par suite de la pratique de la sieste ou des nécessités du service, ils aient des habitudes très irrégulières, les Filaires présentent une périodicité nocturne très fixe.

plus profond et plusieurs heures avant le réveil, nous verrons qu'il n'y a pas une action directe et immédiate de l'état de sommeil ou de veille sur la présence ou l'absence des Filaires dans la circulation périphérique. Pour faire apparaître ou disparaître les Filaires il ne suffit pas de faire dormir ou veiller le malade, il faut modifier ses habitudes. Ce n'est donc pas dans le fait du sommeil, ni dans aucune de ses conséquences physiologiques (théories de Scheube, de von Linstow), qu'il faut rechercher la cause de la périodicité, mais plutôt, semble-t-il, dans les phénomènes physiologiques, chimiques ou autres, de l'organisme (modification du sang circulant, etc.), qui conditionnent l'état de sommeil, le préparent et le déterminent (Mortimer-Granville). — C'est en modifiant le retour périodique de ces phénomènes que l'on modifie l'apparition périodique de la Filaire. — Quels sont ces phénomènes organiques qui, préparant l'état de sommeil, incitent les Filaires à se répandre dans la circulation périphérique ? C'est aux physiologistes de le dire. On peut, à cette occasion, rappeler les travaux du Professeur Bouchard sur les toxines urinaires et leurs variations aux différentes heures du jour : élimination de toxines narcotisantes pendant les heures de veille, et pendant le sommeil élimination de toxines convulsivantes, emmagasinées dans l'organisme par le fait de l'activité physiologique des tissus et des organes.

En un mot, c'est par l'étude des conditions organiques qui déterminent le sommeil, que nous connaîtrons les causes prochaines de la périodicité. Comment ces conditions agissent-elles pour modifier la répartition des Filaires dans la masse totale du sang ? C'est ce qu'il sera plus difficile de déterminer et ce qu'il est, pour l'instant, impossible de dire. C'est donc dans cette direction qu'il nous faut tout d'abord porter nos investigations ; mais il est à souhaiter que l'on ne néglige pas pour cela de chercher dans d'autres voies, telle l'action de différents états morbides ou de quelques influences thérapeutiques sur les variations de la périodicité,

DESTINÉE DES EMBRYONS. — Le nombre des embryons répandus dans le sang est considérable ; on a pu en compter 200, 300 et jusqu'à 600 (Manson) sur une seule préparation et, sans même s'arrêter à ces cas relativement exceptionnels, on peut calculer qu'en moyenne 40 à 50 millions d'embryons sont répartis dans la masse totale du sang. Il est certain que la plupart d'entre eux sont destinés à périr (1), et leur fragilité même explique la fécondité des quelques adultes chargés de les procréer. Leur vitalité cependant est remarquable; ils vivent certainement plus de quelques heures comme le pensait Myers, puisque dans les préparations bien lutées ou dans le tube digestif des sangsues, on peut les trouver actifs après plusieurs jours, — jusqu'à 10 jours si on les maintient à une température chaude (Henry) —, et qu'ils ne sont pas tués par une exposition de plusieurs jours à une température de 0° (2). Ils n'évoluent pas dans le milieu sanguin, leur morphologie est la même dans le sang que dans les dernières portions de l'utérus de la mère et ils semblent simplement s'y accroître quelque peu dans toutes les dimensions (3).

Que vont donc devenir ceux de ces embryons qui sont destinés à survivre et à prolonger l'espèce ? Dans quel milieu vont-ils évoluer? Ils ne gagnent que très exceptionnellement le milieu extérieur, à la faveur d'épanchements pathologiques, et leur organisation délicate ne leur permet certainement pas de s'y développer en menant une vie indépendante. Il est plus probable que, comme pour la Filaire de Médine, ils devront se mettre à l'abri dans le corps d'un hôte intermédiaire pour y subir les premières phases de leur évolution. Mais leur différenciation est moins avancée que celle des embryons de Filaire de Médine et la gaîne qui les emprisonne ne leur permet pas d'aller comme ceux-ci au devant de leur

(1) Un fait curieux est que cette grande quantité d'embryons meurt sans laisser de traces. Les cas où l'on a observé des Filaires mortes dans le sang peuvent se compter (Scheube). Iraient-elles mourir hors de la circulation ? Moty pense qu'elles se répandent dans le tissu cellulaire, où elles meurent et sont reprises par la circulation lymphatique avec les déchets de l'organisme. Mais il est peu vraisemblable que l'embryon captif dans sa gaîne puisse traverser les vaisseaux sanguins.

(2) J. Bancroft pensait que les embryons peuvent vivre plusieurs mois dans la circulation. — Des essais de transfusion de sang filarisé ont été faits par Havelburg sur le Chien, et par Myers sur le Singe ; ils n'ont, bien entendu, donné aucun résultat.

(3) Cet accroissement, constaté par un grand nombre d'auteurs, ne tient vraisemblablement pas à un phénomène de nutrition. L'embryon, comprimé dans l'utérus de la mère, se dilate et s'étend dans le sang sans doute par suite d'un phénomène d'osmose. Un semblable accroissement de taille s'observe chez les Filaires des Oiseaux. Les différences nécessaires dans le mode de préparations d'embryons *in utero* et *in sanguine* pourraient d'ailleurs suffire à expliquer ces écarts.

hôte intermédiaire. Comme, de plus, nous ne connaissons pas de parasite du sang suffisamment élevé dans l'échelle animale pour jouer ce rôle à l'égard de Nématodes embryonnaires, cet hôte devra venir de l'extérieur. Quel est donc le parasite externe qui, par ses habitudes et sa distribution géographique, semble le plus indiqué pour mettre en liberté la Microfilaire de Bancroft ?

5. — ÉVOLUTION

LE MOUSTIQUE, HÔTE INTERMÉDIAIRE (1)

Historique. — C'est à Bancroft que revient l'honneur d'avoir émis le premier l'hypothèse que le Moustique, répondant à ces desiderata, peut servir d'hôte intermédiaire à la Filaire du sang (1877) (2), mais c'est à Manson que revient celui d'avoir entrepris les premières recherches sur ce sujet, la même année, alors qu'il était médecin des douanes à Amoy (Chine). La solution du problème comportait trois ordres d'expériences: 1° Suivre l'évolution chez un Moustique nourri sur un sujet filarisé. 2° Montrer que cette évolution ne s'observe que chez des Moustiques nourris sur des sujets filarisés, et non chez les autres. 3° Filariser expérimentalement un Homme ou un animal par l'intermédiaire du Moustique. Manson

(1) Voir principalement : *Annett, Dutton, Elliot* : Rep. on the Malaria exped. to Nig., part II, 1901. — *T. L. Bancroft* : J. of. Tropic. Med., p. 149, 1900. — *Daniels* : J. of. Trop. Med., p. 193, 1901. — *Dutton* : Brit. Med. J., II, p. 612, 1901. — *Grassi* et *Noè* : Brit. Med. J., II, p. 1306, 1900. — *James* : Brit. Med. J., II, p. 533, 1900. — *Low* : Brit. Med. J., I, p. 1456, 1900. — *Id.* : J. of. Trop. Med., p. 284, 1901. — *Id.* : Brit. Med. J., I, p. 1336, 1901. — *Manson* : Tr. Linnean Soc. Lond., 2. s., II, pt. 10, p. 367, 1884. — Traduit in : Arch. Méd. navale, XLII, p. 321, 1884. — *Noè* : Ric. di Anat. norm. d. R. Univ. di Roma, vol. III, 1901. — *Sambon* : Lancet, II, p. 422, 1902. — *Vincent* : Br. Med. J., I, p. 182, 1902.

Pour toutes les questions concernant l'élève des Moustiques, la technique des recherches expérimentales, etc., voir *Ed. et Et. Sergent* : « Moustiques et maladies infectieuses ». Paris, Masson, Gauthier-Villars, ainsi que les articles de Bancroft, de James et de Low.

(2) Lettre adressée à Cobbold, le 20 avril 1877 (Lancet, 12 janvier 1878) : « Je me suis demandé si les Moustiques, si avides de sang, ne pourraient pas absorber les Hématozoaires et les reporter dans l'eau où ils ont l'habitude d'aller mourir. Je me propose d'examiner des Moustiques qui auront piqué des personnes malades, pour voir s'ils contiennent des Filaires ».

entreprit d'élucider les deux premiers points et ses recherches furent couronnées de succès. En nourrissant des Moustiques sur un Chinois porteur de Microfilaires, il put suivre le développement de l'embryon et sa transformation en larve dans le corps de cet Insecte d'une façon à peu près complète. Dès le 26 novembre 1877, il pouvait annoncer ces résultats par une lettre adressée à Cobbold (Lancet, 12 janvier 1878) et, l'année suivante, il décrivait minutieusement les différentes phases de cette évolution. Il fit en même temps la contre-partie de cette expérience en examinant des Moustiques pris au hasard dans la chambre de différents coolies ou domestiques de sa maison, et en constatant que tous les sujets dont les Moustiques présentaient des formes d'évolution avaient des Microfilaires dans le sang, et ceux-là seulement. Ces belles expériences de Manson ne furent pas accueillies sans conteste ; Leuckart resta sceptique et, à part quelques recherches de Lewis aux Indes, de Myers à Formose et de Sonsino en Egypte (1) restées négatives ou incomplètes, elles ne furent reprises que ving-deux ans plus tard par T.-L. Bancroft. En 1899, cet auteur, à l'instigation de Manson, étudia à Brisbane (Australie) le développement complet de la Filaire nocturne dans le corps du Cousin domestique (*Culex*); au même moment et ignorant les recherches de Bancroft, James, aux Indes, faisait les mêmes recherches sur l'*Anopheles*, avec le même succès. Depuis, plusieurs observateurs, Daniels dans le Centre africain, Vincent et Low aux Antilles, Annett, Dutton, Elliott dans le Bas-Niger, ont suivi ce développement d'une façon plus ou moins complète dans le corps de différentes espèces de Culicidés. Sauf en ce qui concerne le temps nécessaire à cette évolution, les observations de tous ces auteurs concordent assez exactement. Voyons ce qu'ils ont observé.

Lorsqu'on fait piquer un sujet filarisé par des Moustiques vierges, c'est-à-dire n'ayant jamais encore sucé de sang, et qu'on examine le sang contenu dans leur estomac immédiatement après ce repas, on voit qu'il contient des Microfilaires vivantes en grand nombre ; l'on est même étonné de constater qu'il en contient proportionnel-

---

(1) *Lewis.* Proc. Asiatic. Soc. Bengal., mars 1878. — *Myers.* China Imp. Cust. Med. Rep., 1881, XXI, p. 1. — *Sonsino.* Med. Times a. Gazette, mai 1882, p. 554.

lement trois et quatre fois plus que le sang du sujet piqué, comme si le Moustique exerçait une attraction sur elles. Quoiqu'il soit fort désirable pour les embryons de passer dans le corps de leur nouvel hôte, il est peu probable qu'ils obéissent-à un instinct spécial ; il n'y a là vraisemblablement qu'une action mécanique de la trompe qui, se mettant en travers du courant sanguin, arrête et agglomère les Filaires, comme un bâton retient dans un ruisseau les brindilles et déchets qu'il entraîne. Quelques heures plus tard l'on constate que, l'hémoglobine ayant quitté les globules sous l'action des sucs digestifs et s'étant diffusée dans le plasma, la plupart des Microfilaires commencent à se débarrasser de leur gaîne (*ecdysis*, v. p. 29, note 1). Sur celles qui sont libres, on observe alors (1) à la surface du corps une délicate striation transversale semblant résulter d'une constriction de l'animal suivant sa longueur. Plus tard, presque toutes les Filaires auront disparu de l'estomac (2) ; seules les gaînes seront restées, ainsi que quelques embryons qui, bientôt, seront digérés. En effet, échappées de leur gaîne, les Filaires se sont trouvées libres de leurs mouvements et en état de faire usage de

(1) T.-L Bancroft met en doute que l'embryon perde sa gaîne dans l'estomac du Moustique. Pour lui, l'absence de gaîne et la striation du corps signalées par Manson ne se produisent que par suite de transformations protoplasmiques dues à l'endosmose et à la digestion, chez des embryons qui ne sont pas destinés à émigrer dans le thorax. Il croit que, dans le thorax, la gaîne n'est plus visible parce qu'elle est ajustée au corps de l'embryon par suite de son ratatinement ou de l'accroissement de celui ci. La Microfilaire ne serait jamais absolument nue. — James a observé qu'au stade « saucisse » le parasite est entouré d'un fin tégument se terminant par une queue caractéristique. Celui-ci, après une courte macération dans l'eau, se distend par suite d'un phénomène d'osmose et se sépare de l'animal, formant autour de lui une sorte de sac tellement semblable à la gaîne originelle, que cet auteur le considérerait comme tel, n'étaient les affirmations de Manson. Selon Bancroft, ce n'est qu'après un phénomène d'osmose semblable que la gaîne des embryons présente dans le sang l'apparence classique d'un sac : sur des préparations fraîches, il l'a toujours vue si affaissée que les parties qui dépassent le corps, soit en avant, soit en arrière, semblaient n'être que de simples fouets.

Toutefois Manson possède à l'Ecole de Médecine Tropicale de Londres des préparations sur lesquelles on assiste à l'*ecdysis* dans l'estomac du Moustique d'une façon indiscutable.

(2) Pour Lewis, les embryons remonteraient dans la partie thoracique du tube digestif et c'est de l'œsophage qu'ils passeraient dans la cavité générale ; ceux qui restent dans l'estomac seraient tous digérés. — Selon James, ils passeraient directement du jabot ou de l'œsophage dans les muscles du thorax sans avoir à subir dans l'estomac l'action des sucs digestifs.

leur armature antérieure pour perforer et traverser la paroi du tube digestif. Elles ont ainsi pénétré dans la cavité générale de l'Insecte, d'où elles gagnent les muscles qui occupent la moitié supérieure du thorax — muscles de l'aile, — où l'on peut les voir se mouvoir lentement et s'allonger de toute leur longueur. C'est là qu'elles vont rester tout le temps nécessaire pour achever leur évolution larvaire.

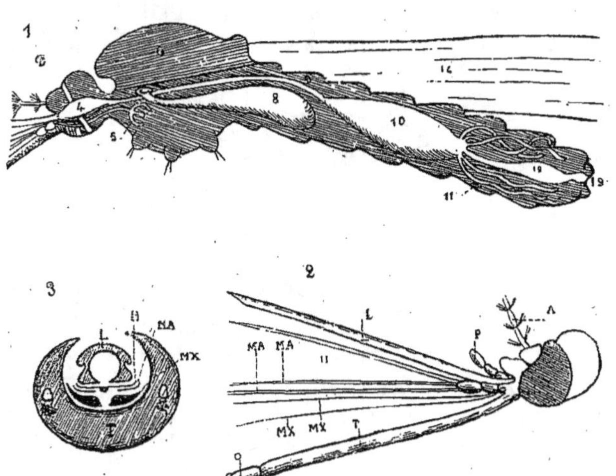

Fig. 7. — Moustique. — 1. *Coupe longitudinale (d'après Guiart)* : 4, pharynx ; 5, glandes salivaires ; 6, muscles de l'aile ; 8, jabot ; 9, œsophage ; 10, estomac ; 11, tubes de Malpighi ; 12, rectum : 14, aile ; 19, anus. — 2. *Détail de la trompe* et 3. *Coupe de la trompe* : A, antennes ; P, palpes maxillaires ; L, labre ; H, hypopharynx ; MA, mandibules ; MX, maxilles ; T, labium ; O, olives.

En pratiquant de jour en jour, ou de 12 heures en 12 heures, des dissections fines, ou de préférence des coupes, on peut suivre pas à pas toute cette métamorphose. Arrivé dans les muscles du thorax l'embryon perd sa striation et devient transparent ; son extrémité antérieure s'effile en cône, son corps se raccourcit et s'épaissit, mais sans que l'extrémité caudale y prenne part. A ce stade il présente encore par intervalles quelques mouvements de flexion et d'extension, mais, à mesure que le corps grossit, ces mouvements deviennent plus faibles et ils finissent par disparaître complètement. L'animal continue à s'épaissir ; il est bientôt trois fois plus large qu'au début et s'est raccourci d'un tiers ; seule la queue conserve ses dimensions premières et semble émerger brusquement du reste du corps qui a pris l'aspect d'un boudin, — c'est ce que l'on a appelé le stade « *saucisse* ».

L'orifice buccal commence à se distinguer nettement, il est pincé comme une bourse, puis il semble s'entr'ouvrir et s'entoure de quatre lèvres. Le tube digestif s'esquisse à sa suite, traversant le corps sous la forme d'une ligne sombre formée de grandes cellules ; l'anus apparaît comme une dépression située à la face ventrale près de l'extrémité postérieure (1). En cet état, l'animal tou-

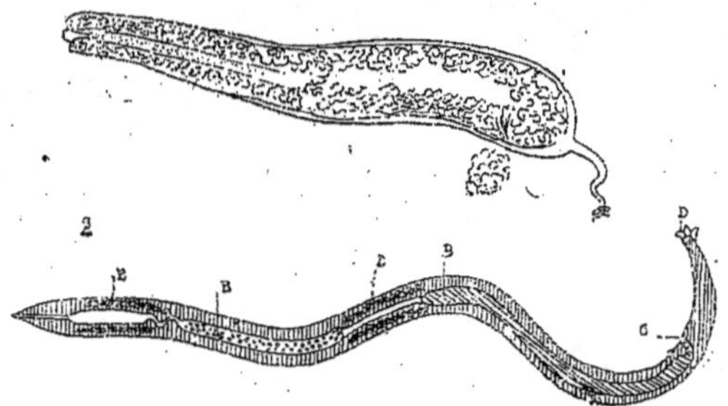

Fig. 8. — *Formes larvaires de la Filaire de Bancroft chez l'Anopheles Rossi*, (d'après James) : 1. au 7e jour : stade saucisse. — 2. au 11e jour : B, tube digestif ; C, anus ; D, queue trilobée ; E, différenciation génitale.

jours immobile mesure 0,25 mm — 0,30 de long, sur 0,030 — 0,050 de large. Il s'allonge alors, surtout dans sa partie antérieure, et atteint rapidement 0,36, puis 0,50. L'appareil digestif se perfectionne, et l'on voit se différencier un bulbe œsophagien et un intestin formé de très petites cellules, tandis qu'à l'extrémité caudale se dessinent trois papilles qui s'étalent bientôt comme des pétales de fleurs. Pendant ce temps la larve continue à s'allonger graduellement, ses deux extrémités s'effilent et elle commence à présenter de nouveau quelques mouvements ; bientôt elle atteint, 0,60 puis 1,50 et plus, et sa largeur diminue simultanément de moitié.

La larve achevée se présente sous l'aspect d'un Ver visible à l'œil nu, de dimensions variables, mais mesurant en moyenne 1,70 mm

(1) A ce niveau l'on voit généralement s'échapper quelques matières du tube digestif. On facilite la chose en exerçant une pression légère sur la lame (Bancroft, James).

de long sur 0,030 de large (1). A l'extrémité antérieure, effilée mais arrondie, la cuticule épaissie forme quatre papilles très petites qui entourent une bouche terminale, très extensible. Celle-ci présentant par moment comme une petite saillie conique qui s'agite de côté et d'autre comme pour chercher de la nourriture. L'extrémité postérieure, de même effilée et arrondie, présente une formation tout à fait caractéristique : elle est pourvue de trois lobes (2) extensibles et rétractiles qui se dressent presque à angle droit par rapport à l'axe du corps. Le canal alimentaire, différencié en un bulbe œsophagien et un intestin, est complet et traverse le corps dans toute son étendue ; il s'élargit dans sa dernière portion, puis se rétrécit brusquement pour se terminer par l'anus à une petite distance de l'extrémité caudale (3). De chaque côté du tube digestif, près de la tête, puis en un point voisin du milieu du corps, le protoplasma est différencié, indiquant une première ébauche des organes reproducteurs, mais le sexe ne peut encore être distingué. Toutefois, pour Dutton, cette différenciation est très avancée : cet auteur décrit, en dehors du tube digestif, deux tubes rectilignes et l'indication d'un orifice génital, vers lequel ils s'infléchissent à 0,140 de l'extrémité céphalique (4).

(1) Les dimensions extrêmes sont :
        Longueur maxima : 1,95 (Bancroft).
         »   minima : 1,006 (Dutton).
        Largeur maxima : 0,040 (James).
         »   minima : 0,018-0,020 (Low, sur des coupes).
Low donne les mensurations suivantes, selon la place que les larves achevées occupent dans le corps du Moustique :
        Dans la tête : 1,60.
        Dans la trompe : 1,44/0,024-0,032.
        Dans les muscles du thorax : 1,26.
(2) Dutton décrit quatre de ces lobes.
(3) Pour Dutton le tube digestif serait uniforme et se terminerait par un anus terminal.
(4) Le temps nécessaire à la larve pour achever son évolution est très variable Manson a donné primitivement 7 jours comme suffisants ; pour Bancroft 17 sont nécessaires. Le chiffre de Manson doit certainement être légèrement majoré, car celui-ci n'a probablement pas observé le moment où les larves ont quitté les muscles du thorax. Dans tous les cas, ce chiffre demande à être accueilli avec réserve, car Manson, ayant constaté côte à côte chez le même Moustique des larves à des stades différents d'évolution, a depuis lors reconnu lui-même que ses expériences devaient être fautives et que ses Insectes avaient dû se nourrir à plusieurs reprises à son insu ; il n'a en effet pas fait usage de Moustiques élevés. Mai-

En cet état la larve est très mobile, et peut se dégager d'elle-même des tissus dilacérés. Toutefois, si on la met dans l'eau, elle ne s'y déplace pas, mais s'agite très activement par des mouvements de contorsion et de flagellation désordonnés, et elle y meurt au bout de deux heures. Il ne semble pas que ce soit là son milieu naturel.

En somme cette larve se rapproche déjà beaucoup de la Filaire adulte, dont elle est avec quelques variantes une réduction; il semble qu'elle n'attende plus que son hôte définitif pour grandir et mûrir; comment va t-elle l'atteindre?

Pour bien observer ce que va devenir la larve lorsque sa métamorphose est achevé, la dissection la plus fine est encore trop grossière; il faut pratiquer des coupes sur des Moustiques inclus par

ces réserves faites, il est certain que la durée de la métamorphose varie considérablement suivant les espèces auxquelles on s'adresse et suivant les conditions de température. — Certaines espèces sont plus aptes que d'autres à servir d'hôte intermédiaire et, plus elles sont favorables, plus, naturellement, l'évolution doit être rapide. C'est ainsi qu'à la Trinité, la larve de la Filaire évolue plus vite chez l'*Anopheles albimanus* que chez le *Culex fatigans* : son développement au 10ᵉ jour chez le premier correspond à celui du 12ᵉ chez le dernier. — Comme pour l'évolution de l'Hématozoaire du paludisme, le facteur température semble jouer un rôle important. Il faut remarquer que les conditions de climat ne sont pas les mêmes dans les différents points où les auteurs ont entrepris leurs expériences : Manson a opéré à Amoy (Chine), Bancroft à Brisbane (Queensland), James à Travancore (Indes), Vincent à la Trinité, Low à Sainte-Lucie aux Antilles et Annett, Duton, Elliot dans le Bas-Niger. De plus, chaque auteur n'a pas travaillé au même moment de l'année. Low, qui se rapproche le plus du temps donné par Manson, avec 12 jours, a fait ses expériences en mars sur le *Culex fatigans* et il admet que si elles eussent été entreprises pendant les chaleurs l'évolution complète n'eut pas demandé plus de 8 jours. Bancroft a remarqué qu'en opérant par un temps froid le stade final ne s'observe qu'au 44ᵉ jour. Chez le *Panoplites africanus*, l'évolution est encore incomplète après le 21ᵉ jour, lorsqu'on transporte l'Insecte dans la montagne (Daniels). Par conséquent une basse température retarde ou arrête cette évolution. Il est moins certain qu'une haute température suffise à l'accélérer. Manson, il est vrai, plaçait ses Moustiques en expériences dans une étuve à température constante de 27-29°,5 cent., mais d'autre part Vincent, qui opérait en août, à la Trinité, par une chaleur de 24,5 29°,5 cent., n'a jamais observé de métamorphose complète avant le 16ᵉ jour. — Enfin, un autre facteur dont il faut probablement tenir compte est l'accoutumance : l'aptitude du Moustique à servir d'hôte intermédiaire doit être au maximum là où la Filaire est répandue au maximum, cette aptitude s'accroissant de génération en génération ; ainsi peut s'expliquer encore le fait qu'à Amoy, en Chine, un des points les plus filarisés du globe, cette évolution soit deux fois plus rapide qu'au Queensland, par exemple.

les procédés ordinaires. C'est ce qu'a fait Low à Londres, avec une rare patience, sur des échantillons de *Culex* filarisés et fixés à des étapes successives, que Bancroft lui avait adressés d'Australie. Nous avons eu l'occasion, lors de la visite de « l'Institut de Médecine coloniale de Paris » à la « London School of Tropical Mediciu » de voir une série de ces coupes; elles sont remarquables et très démonstratives.

Des larves achevées, quelques-unes, petites, restent dans les muscles du thorax où on peut les voir encore au 51e jour. Mais, pour la

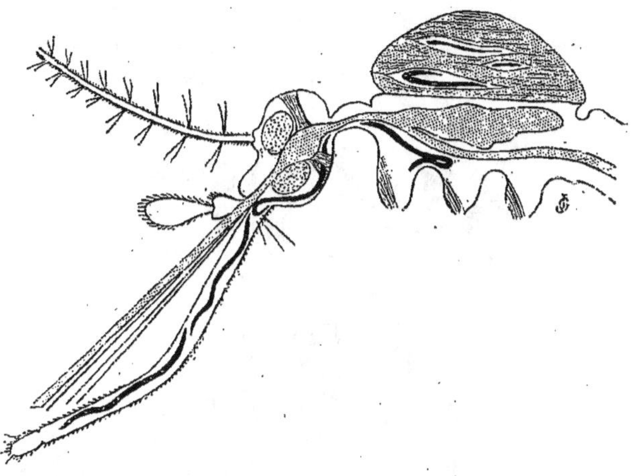

FIG. 9. — Larves de Filaire chez le Moustique; dans les muscles du thorax, dans la cavité générale, à la partie inférieure de la tête, et dans le labium (*Dessin de M. Guiart*).

plupart, elles quittent ces muscles dont les tissus sont raréfiés et dissociés; quelques-unes se dirigent vers l'abdomen où elles se montrent autour de l'estomac, autour des tubes de Malpighi ou parmi les œufs, tandis que le plus grand nombre se fraye un passage vers la partie antérieure de l'Insecte. Ces larves envahissent alors le tissu cellulaire lâche du protothorax autour des glandes salivaires, gagnent le cou, puis la partie inférieure de la tête où elles s'accumulent, s'enroulant dans le tissu conjonctif au-dessous du ganglion céphalique, ou du conduit salivaire et à la base de la trompe. Bientôt elles vont pénétrer dans la trompe elle-même par la voie la plus naturelle, c'est-à-dire en gagnant les pièces de cet

organe qui sont en communication directe avec la cavité générale.
Or, des pièces de la trompe, seuls le labium, le labrum (1) et les
palpes maxillaires sont dans ce cas, les autres étant le prolongement du tube digestif. Pour gagner ces dernières, il faudrait que
les Filaires traversassent au préalable l'œsophage; c'est donc tout
naturellement dans les autres qu'elles iront se loger, principalement dans le labium et dans les palpes, où on les voit étendues de
toute leur longueur au milieu du tissu conjonctif, l extrémité antérieure dirigée en avant, deux par deux presque toujours, et « tête
à tête ».

Il est naturel de penser que, si en grande majorité les larves
gagnent la région de la trompe, c'est qu'elles doivent trouver là leur

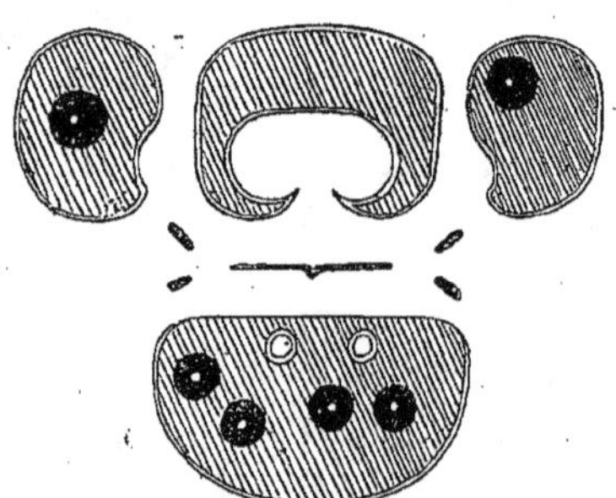

Fig. 10. — *Coupe de la trompe*, montrant les Filaires dans les palpes maxillaires
et dans le labium

voie d'échappement: lorsque le Moustique se nourrira à nouveau,
elles quitteront la trompe au moment de la piqûre et pénètreront
dans le corps de leur nouvel hôte (2). On peut les voir en effet un
temps indéterminé dans la trompe, où elles semblent attendre sans
se modifier le moment propice pour en sortir et, lorsqu'on aura
permis au Moustique de piquer un animal à sang chaud, on cons-
tatera que les larves ont évacué la trompe qui reste vide.

(1) Les larves n'ont été vues que rarement dans le labre (Low, James, Chattergie), et le fait s'explique par le peu d'espace dont elles disposeraient dans cet
organe.

(2) Cette hypothèse entrevue par Bancroft dès 1889, reprise par le même en
1900 à la suite de ses expériences, a pris corps depuis les travaux de James et
ceux de Grassi et Noè sur la *F. immitis* et surtout depuis les recherches de Low
sur les échantillons reçus d'Australie (1900).

Comme l'Hématozoaire du paludisme la Filaire serait donc transmise par la piqûre du Moustique. Toutefois, pour la Plasmodie; le processus se comprend plus aisément: les petits Sporozoïtes ne sont pas dans la cavité générale, mais ils infestent les glandes salivaires et, par l'étroit canal de l'hypopharynx, ils sont injectés directement avec la salive. La larve de Filaire au contraire est relativement très grande et, soit à la partie antérieure de la tête, soit dans le labium ou dans les palpes, elle est emprisonnée par des téguments épais et n'est pas armée pour les perforer ; elle s'y trouve donc sans communication directe avec l'extérieur. Comment va-t-elle s'échapper ?

Plusieurs théories ont été mises en avant pour éclaircir ce point.

L'hypothèse de *Grassi et Noè* se base sur le mécanisme de la piqûre. On sait que, lorsque le Moustique pique, toutes les pièces

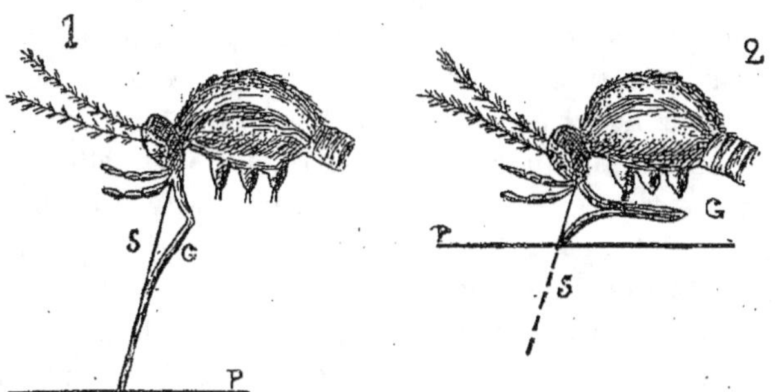

Fig. 11. — *Mécanisme de la piqûre*: P, peau ; S, stylets ; G, gaîne de la trompe ou labium

de la trompe ne pénètrent pas dans la peau. Les deux mandibules et les deux maxilles forment des stylets rigides qui transpercent l'épiderme et permettent au tube fragile formé par le labre et l'hypopharynx de pénétrer jusqu'aux capillaires et d'en pomper le sang. Pendant ce temps, le labium ne sert qu'à diriger les pièces proprement actives de la trompe, en appuyant fortement contre la peau par son extrémité antérieure et les deux demi-olives qui la terminent, comme le doigt d'un chirurgien qui guide son trocart. Par suite, tandis que les autres pièces s'enfoncent, le labium se recourbe progressivement jusqu'à être complètement replié sur lui-

même. Les palpes maxillaires n'interviennent pas et restent sou-
levés. Il est dès lors naturel de supposer que, lorsque le labium,
dont la capacité n'est pas très grande, est bourré de larves, il éclate
au moment de se recourber et, comme un roseau que l'on plie, se
fend sur sa face dorsale, celle précisément qui sert de gouttière
aux autres pièces de la trompe. Les Filaires n'ont plus alors qu'à
s'échapper par la solution de continuité pour descendre dans la
plaie en suivant les stylets. C'est en effet ce que Grassi et Noè
croient avoir observé dans quelques cas sur des Moustiques porteurs de *F. immitis* (1). Ils disent avoir vu parfois cette rupture
occasionnée par la piqûre occupant la face interne de la boucle
du labium, et celui-ci libre de larves.

Annett et Dutton considèrent ce processus comme très problématique. L'enveloppe chitineuse du labium étant aussi épaisse à sa
face interne qu'à sa face externe, ils se demandent pourquoi la
rupture se produirait en ce point plutôt qu'ailleurs. De plus ils ne
s'expliquent pas comment les Filaires pourraient s'échapper par
cette issue. En effet, une larve étendue occupe la moitié de la longueur du labium ; or, comme elle se trouve en général dans la
moitié distale, il faudra qu'elle se retourne sur elle-même pour
gagner, tête première, la rupture centrale, supposition rendue
invraisemblable par le faible espace dont elle dispose (diamètre du
labium : 52 μ sur 29 μ). Sinon, il faudra qu'elle sorte la queue la
première, ce qui lui donne une distance considérable à parcourir
pour gagner la peau. D'une façon comme d'une autre, elle devra
s'échapper par le fond de l'angle que forme le labium en se repliant
sur lui-même, ce qui ne semble pas facile. — Ces auteurs ont donc
cherché l'explication ailleurs. Pour eux la question est de savoir
s'il n'y aurait pas à l'état normal quelque point faible ou quelque
insterstice dans le tégument, par où pourraient s'échapper les
Filaires. Ils ont, pour éclaircir ce point, étudié de près la structure
du labium. Ils ont montré que cet organe, constitué par une trame

(1) Grassi a suivi les métamorphoses de la *F. immitis* chez des *Anopheles*
de la campagne romaine; son évolution est semblable à celle de la *F. nocturna*, à cette différence près qu'elle se passe dans les tubes de Malpighi.
Il avait observé le passage des larves de la *F. immitis* dans la tête et le labium
du Moustique avant que Low eût pratiqué ses coupes sur les échantillons de
Bancroft.

de tissu conjonctif très délicat revêtu d'un tégument chitineux assez
résistant, se termine latéralement, à sa partie antérieure, par deux
petites surfaces articulaires par lesquelles il est en rapport avec la
base des labelles ou olives. Entre ces deux surfaces est une région
grossièrement triangulaire, limitée en haut par une forte bande
chitineuse, qui se continue avec la face supérieure du labium.
Cette région constitue à proprement parler l'extrémité libre de
cet organe ; elle est occupée par une membrane lâche et très
délicate, qui tient lieu de tégument et se déchire très facilement.
C'est en cet endroit que, selon Annett et Dutton, se trouve le point
de moindre résistance. Lorsqu'au moment de la piqûre le labium
appuie sur la peau par son extrémité antérieure, les deux labelles
s'écartent latéralement et, par un mouvement de rotation en dehors,
distendent cette fragile membrane ; il suffit alors pour la rompre
que la larve dont l'extrémité antérieure est généralement voisine,
vienne la heurter sans grand effort. La Filaire émerge ainsi directement sur le point piqué, et elle s'échappe d'autant plus facilement
que le mouvement de flexion du labium qui débute à la base de
l'organe, pour s'achever en son centre lorsqu'il est entièrement
replié sur lui-même, la repousse toujours plus en avant, et tend
pour ainsi dire à l'exprimer au dehors (1).

Sambon formule une troisième hypothèse. Remarquant que les
Filaires se trouvent dans les palpes maxillaires comme dans le
labium, il considère que cette dernière situation peut bien être
aussi accidentelle que la première ; aussi pense-t-il que ce sont là
des larves égarées et que seules celles qui sont restées à la partie
antérieure de la tête vers la racine de la trompe sont destinées à
s'échapper. Elles n'auront qu'à traverser la délicate membrane qui
constitue la portion molle ou céphalique du pharynx et réunit le
pharynx chitineux à la base de l'hypopharynx ; de là elles gagne-
ront le canal formé par le labre et l'hypopharynx et pénètreront
directement sous la peau. — Cette manière de voir soulève quelques

(1) Une observation antérieure vient à l'appui de cette manière de voir :
T.-L. Bancroft (Journ. of Trop. Med., 1901, p. 347) avait déjà remarqué qu'en plaçant
une trompe de Moustique avec ses parasites entre lame et lamelle, on peut écar-
ter les stylets en pressant sur la lamelle et voir les Filaires flotter dans la cavité
du labium ; si l'on presse davantage, les Filaires s'échappent *à l'extrémité* du
labium. — Chattergie, la même année, a vu des larves s'échapper de la trompe
sous le microscope, mais il ne spécifie pas en quel point.

objections : les larves de Filaires semblent ne pouvoir qu'obturer cet étroit conduit, qui constitue le canal d'aspiration du sang et il est difficile de comprendre comment elles pourraient ainsi descendre jusque sur l'épiderme contre le courant sanguin ascendant. De plus, si les larves contenues dans le labium sont simplement égarées, comment se fait-il qu'on ne les y retrouve plus après la piqûre?

- Quel que soit le mode d'échapppement de la larve hors de la trompe du Moustique, les travaux de ces dernières années permettent de considérer comme infiniment probable la transmission de la Filaire par la piqûre de cet Insecte. Toutefois, la preuve irrécusable n'en sera donnée que le jour où l'on aura vu la larve évoluer jusqu'à l'état adulte chez un individu piqué par des Moustiques dûment filarisés et mis à l'abri de tout autre mode d'infection. Il serait délicat de tenter la chose sur l'Homme. Manson se refuse à pratiquer sur lui-même cet « *experimentum crucis* », et beaucoup seraient dans son cas. Mais on peut par analogie faire l'expérience sur le Chien avec la *F. immitis* et l'*Anopheles Rossi*. Noè dit l'avoir tentée avec succès, mais ses expériences sont fautives et ses résultats très incomplets; il est par suite impossible d'en rien conclure de positif.

Lors de ses expériences, Manson avait émis l'hypothèse que la Filaire pénètre chez l'Homme par la voie digestive. La larve mise en liberté dans l'eau à la mort du Moustique serait avalée avec l'eau de boisson (1) ; du tube digestif elle gagnerait un endroit quelconque de l'organisme, favorable à son développement jusqu'à la forme adulte. L'analogie avec la Filaire de Médine, qui se transmet probablement par la même voie, prêtait à cette manière de voir. Depuis les travaux de ces dernières années, Manson a renoncé à cette hypothèse, mais l'infection par la voie digestive trouve encore des défenseurs (2).

(1) Quelques auteurs firent même des recherches dans les eaux de certains pays à filariose : Cobbold dans des puits égyptiens, Magalhães dans les résidus de filtration des eaux de la Carioca à Rio de Janeiro et Moura Brazil dans les eaux du jardin botanique de la même ville trouvèrent des larves qu'ils pensèrent être des larves de Filaires. Ces identifications sont des plus douteuses.

(2) Il était admis primitivement que le Moustique mourait peu de jours après avoir piqué, sans jamais faire un second repas de sang. Dans ces conditions, la théorie de la piqûre ne pouvait prendre naissance. Les récents travaux

Ainsi Maitland fait remarquer que sur le littoral de l'Inde où, malgré l'usage de moustiquaires et de punkas, les Blancs sont constamment attaqués par les Moustiques, il n'a pas observé un seul cas de filariose chez de véritables Européens en l'espace de 34 ans, alors que les indigènes sont très fortement infectés. Souvent, dans une même maison, les domestiques sont atteints, alors que les maîtres ne le sont pas. Or, les Européens ne boivent que de l'eau bouillie ou filtrée. Il ajoute, comme un fait souvent signalé, que, dans une agglomération fortement infectée, l'approvisionnement de l'eau est commun et que si des voisins échappent à l'infection c'est que leur source d'alimentation est autre. Il cite le cas de quatre Européens buvant de l'eau d'un même étang et s'y baignant un même jour : tous quatre furent filarisés simultanément et, de l'un d'eux, il put retirer plusieurs adultes. Il demande enfin pourquoi les larves ne passeraient pas directement de la trompe du Moustique dans l'eau. — Kennard, puis Audain, tirent leurs arguments de la clinique. Kennard remarque que, tandis que la face et les mains sont les parties les plus exposées aux piqûres des Moustiques, c'est dans la moitié inférieure du corps que se loge le plus souvent l'adulte. Pour Audain, le fait s'explique aisément si l'on admet l'infection par le canal alimentaire. Les larves, arrivées dans la partie inférieure du tube digestif, gagnent les lympathiques les plus proches, de telle sorte que ce sont les ganglions lombaires, pelviens ou inguinaux qui, soit directement, soit indirectement, se trouvent affectés. Or ce sont précisément ces ganglions qui commandent la vessie, les organes génitaux et le membre inférieur.

Il est difficile de tirer des conclusions en faveur de l'une ou l'autre théorie de l'étude des relations existant entre le mode d'approvisionnement d'eau et l'infection filarienne. Les recherches poursuivies avec un soin particulier dans différentes régions confirment le fait que le Moustique est l'agent de la transmission, mais elles ne nous apprennent que peu de chose quant à la manière. En effet, il y a une relation très étroite entre l'approvisionnement de

de Bancroft, Ross et Grassi ont montré que cette manière de voir est erronée. L'on sait même que, pour certaines espèces, telles que l'*Anopheles costalis*, un repas de sang quotidien est nécessaire pour mener à bien la maturation des œufs. (Dutton).

l'eau de consommation et le développement des Moustiques. Aux Tropiques, toute source d'approvisionnement qui n'est pas une eau courante donne rapidement naissance à une colonie de ces Insectes, qu'il s'agisse d'étangs, comme aux Indes, « tanks » autour desquels se groupent les habitations indigènes, qu'il s'agisse de puits, de citernes, ou de réservoirs domestiques. Par suite, si les individus qui en font usage s'exposent à avaler les larves de Filaires déposées dans l'eau, ils s'exposent en même temps à être piqués par les Moustiques qui y pullulent. Voyons quelques faits.

Daniels, dans la Guyane anglaise, recherchant les causes de l'immunité presque absolue des aborigènes et des coolies indiens, comparée à l'infection plus marquée de la race noire et à celle très forte des hommes de couleur ou des Blancs (v. p. 64), constate avec surprise que plus un de ces groupes prend de précautions pour boire à bonne source, plus il est infecté. En effet, aborigènes et coolies boivent n'importe où, dans les eaux courantes et au goulot des fontaines, tandis que certains Noirs et tous les Blancs, plus précautionneux, font eux-mêmes de petites provisions d'eau dans des barils ou baquets qu'ils placent à leur porte, parfois même à l'intérieur de leur maison. Ces barils sont rarement vidés, mal nettoyés, jamais on ne les laisse sécher de peur qu'ils ne se gâtent ; aussi les Moustiques y pullulent-ils, et cela d'autant plus que les habitants croient qu'ils « purifient l'eau ». Par suite les Blancs, qui sont plus exposés soit à avaler des larves de Filaires, soit plutôt à se les laisser inoculer par la piqûre des Moustiques, puisqu'ils cultivent ces Insectes dans leurs propres maisons, sont filarisés dans la proportion de 30 0/0, alors que pas un aborigène n'est atteint. Les femmes qui gardent le logis plus que les hommes y sont plus infectées, tandis qu'aux îles Tongas par exemple, où les Moustiques vivent dans des marigots qui ne sont pas immédiatement voisins des maisons, les hommes qui sortent davantage sont plus atteints que les femmes.

Contre la transmission par la voie digestive, on peut faire observer que les Chinois qui, en certains points de la côte, sont très fortement filarisés, ne boivent que du thé et des boissons aromatisées bouillies. D'autre part, à l'appui de l'inoculation par la voie cutanée, Low a remarqué à St-Christophe que, parmi les Blancs, ceux qui négligent de faire usage de moustiquaires sont généra-

lement filarisés, tandis que les autres sont indemnes. Enfin les
observations de Low aux Barbades sont très significatives. Cet
auteur a observé que toute la population du pays est également
atteinte, sans distinction de race ou de classe. Pour Bridgetown, la
capitale, il explique le fait de la façon suivante. L'eau potable pro-
vient d'une nappe d'eau souterraine située au centre de l'île et amé-
née par canalisations. Par surcroît de précaution, les Blancs ne
boivent que de l'eau filtrée ; l'inoculation par la voie digestive est
donc à peu près impossible. Mais les Moustiques se développent en
grand nombre dans une foule de pièces d'eau d'agrément, de bas-
sins d'arrosage, publics ou particuliers, et de récipients divers ser-
vant aux usages domestiques, de telle sorte que toutes les classes
et toutes les couleurs sont également exposées aux piqûres de ces
Insectes souvent cultivés à domicile.

Ainsi l'inoculation de la Filaire par la piqûre du Moustique est
de beaucoup le mode d'infection le plus probable. Toutefois il
serait prématuré de considérer le fait comme absolument dé-
montré. Quelques questions se posent encore. Toutes les larves
n'évoluent pas dans le thorax, quelques-unes peuvent atteindre
leur développement final dans l'abdomen, autour des tubes de
Malpighi ou des ovisacs ; peut-être peuvent-elles de là s'échapper
avec les œufs et les excrétions ? — Les Filaires qui sont dans la
trompe ne pourraient-elles pas gagner le milieu extérieur en
dehors de l'acte de la piqûre, ou pénétrer dans la pulpe des fruits
dont les Moustiques pompent le suc (1), et postérieurement être
avalées par l'Homme ? — D'autre part, en ce qui concerne la vita-

---

(1) Cette dernière alternative ne se présenterait pas, si l'on s'en rapporte à une
curieuse observation de Manson. Selon lui, les larves de Filaires auraient le pouvoir de distinguer entre la chair végétale et la chair animale: si le Moustique suce le sang d'un Homme, elles s'échappent de la trompe, mais, lorsqu'il
se nourrit de bananes, elles se gardent d'entrer dans ce milieu inhospitalier et
restent dans le labium, où on peut les voir encore quarante jours après le moment de leur passage dans le corps de l'Insecte. Ces observations ont été confir-
mées par Low, puis par Vincent, sur le *Culex fatigans* après le quarante-cin-
quième jour. Cependant Grassi et Noë démentent le fait: des *Anopheles*, porteurs
de formes mûres de *F. immitis* le 5 août, ne présentaient plus de larves dans
le labium le 13 août, bien qu'ils eussent été nourris de bananes. Ils ne disent pas
avoir trouvé les larves dans la pulpe du fruit ; il eut été intéressant de les y
chercher. Ils supposent que les Moustiques de Manson ne piquaient pas les bananes, mais se nourrissaient simplement du suc qui s'en écoulait.

lité de la larve dans le monde extérieur, on voit qu'elle ne vit que peu de temps dans l'eau pure, quoiqu'elle s'y agite avec vivacité (2 à 3 heures) ; mais elle résiste plus longtemps dans le sérum sanguin (7 heures), et peut-être, à l'exemple de la larve de la Filaire de Médine, vivrait-elle davantage dans une eau qui lui offrirait des principes nutritifs appropriés. Dans tous les cas ces quelques heures peuvent leur suffire pour être transmises par l'eau de boisson.

Pour toutes ces raisons et pour répondre à toutes ces questions, il est à souhaiter que les recherches se poursuivent, tendant à prouver la possibilité ou l'impossibilité de l'infection par la voie alimentaire. L'analogie avec la *F. immitis* est encore à utiliser. Noè, faisant la contre-partie des expériences signalées plus haut, a tenté d'infecter un jeune Chien en lui faisant avaler des larves de Filaire. Le résultat fut négatif ; mais, là aussi, l'expérience était défectueuse : la Filaire demandant peut-être des années pour parvenir à l'état adulte, il importe de ne pas sacrifier l'animal trop tôt, sinon le Ver sera peut-être insuffisamment développé pour pouvoir être décelé. De plus, cette recherche des Filaires dans un organisme entier étant des plus délicates, les résultats négatifs ne prennent une signification que s'ils se multiplient. Ces expériences demandent à être reprises.

En résumé, voici les points qu'il importe d'éclaircir : 1° Peut-on inoculer la Filaire exclusivement par le moyen de la piqûre du Moustique ? — 2° Peut-on inoculer la Filaire exclusivement par le moyen de la déglutition des larves ? Pour ces recherches, recourir, sinon à la *F. nocturna*, du moins à la *F. immitis*, en reprenant les expériences de Noè avec plus de sévérité et en les multipliant ; ne s'adresser, pour les expériences, qu'à des Chiens vierges de Filaires d'une façon certaine, c'est-à-dire élevés dans le confinement dès leur naissance, et les maintenir pendant toute la durée des expériences à l'abri de tout mode étranger d'infection. — 3° Etudier ce que devient la larve de *F. nocturna* dans une eau appropriée, son degré de résistance, et, le cas échéant, voir jusqu'à quel point elle est susceptible de se développer dans ce milieu.

Toutes les espèces de Culicidés ne sont pas également aptes à servir d'hôte intermédiaire à la Filaire de Bancroft. Voici, d'après les recherches récentes, les *espèces reconnues favorables dans différents pays et le temps nécessaire à l'évolution :*

CULEX PIPIENS. — Amoy : Chine, — 7 jours (Manson).

CULEX SKUSI Giles. — Cousin domestique d'Australie, Brisbane : Queensland, — 16 à 17 jours (T.-L. Bancroft).

CULEX FATIGANS. — La Trinité : Antilles, — 16 à 19 jours (Vincent). — Sainte-Lucie : Antilles, — 12 jours (Low).

ANOPHELES ROSSI. — Travancore : Indes, — 12 à 14 jours, (James ; ainsi qu'un autre Anophèle qu'il ne peut spécifier).

ANOPHELES COSTALIS. — Bonny : Niger, — 15 jours (Annett, Dutton).

PANOPLITES AFRICANUS Theobald. — Zambèze, Lac Nyassa ; — ainsi qu'un *Culex* brun indéterminé de la même région (Daniels).

STEGOMYIA FASCIATA. — Niger (1).

Des *résultats positifs, mais incomplets*, ont été obtenus avec :

CULEX MICROANNULATUS. — Travancore : Indes (James).

CULEX ALBOPICTUS Skuse. — Ne vit pas au delà du 12e jour, mais présente à ce moment des stades avancés (James).

CULEX TAENIATUS. — La Trinité, Sainte-Lucie ; — le développement s'arrête du 6e au 8e jour, puis les larves sont résorbées (Vincent, Low).

ANOPHELES ALBIMANUS. — La Trinité ; — le développement est plus rapide que chez le *Culex fatigans*, mais celte espèce n'ayant pu être élevée au delà du 12e jour, l'évolution complète n'a pas pu être suivie (Vincent).

D'autre part des *résultats négatifs* ont été obtenus (la Filaire n'émigrant pas dans les muscles du thorax, ou y mourant très rapidement, avec :

Culex notoscriptus, Skuse.

C. annulirostris, Skuse.

C. hispidosus, Skuse
C. vigilax, Skuse } qui ne vivent pas au delà de 7 jours.

C. nigrithorax, Macquart.

C. procax, Skuse.
Anopheles musivus, Skuse } qui ne vivent pas au delà de 3 jours.

Toutefois, chez ce dernier, les embryons émigrent en grand nombre dans le thorax.

— Australie (Th. Bancroft). —

(1) V. *Sambon*, J. of Trop. Med., p. 27, 1903. — *Ed. et Et. Sergent.* « Moustiques et maladies infectieuses », p. 136. — Ces derniers auteurs signalent encore l'*Anopheles nigerrimus*.

Anopheles funestus, Zambèze (Daniels) (1).
Anopheles maculipennis, Niger (Annett, Dutton).
De même les recherches de J. Bancroft en 1889 sur différents Diptères : *Pulex serraticeps*, *Stomoxys sp.* (Mouche commune du Cheval) ; sur l'Ankylostome et le *Dochmius trigonocephalus* ; — ainsi que de Sonsino sur des Puces et des Punaises de lit, sont restées négatives.

En jetant un rapide coup d'œil sur ce que nous venons d'étudier, nous pouvons maintenant fermer le cycle d'évolution de la Filaire de Bancroft et le résumer ainsi :

La Filaire de Bancroft vit à l'état d'adulte dans les vaisseaux lymphatiques de l'Homme où, étant vivipare, elle pond des embryons qui se répandent dans la circulation sanguine. Ces embryons, qui ne se montrent que de nuit dans le sang périphérique, sont délivrés par le Moustique qui les aspire en venant se nourrir sur l'Homme. Ils passent ainsi dans le tube digestif de ce nouvel hôte, puis dans les muscles du thorax, où ils évoluent jusqu'à ce qu'ils aient atteint l'état larvaire. A ce moment, la larve gagne la tête et la trompe de l'Insecte qui, par un mécanisme que nous connaissons mal, l'inocule à l'Homme à l'occasion d'un nouveau repas. Chez l'Homme, elle atteint alors l'état adulte et on la retrouve dans les vaisseaux lymphatiques. L'Homme est son hôte définitif, le Moustique son hôte intermédiaire.

De cette dernière phase de son évolution, nous ne connaissons rien, et cela se comprend. Il est difficile, pour ne pas dire impossible, d'assister au passage de la Filaire de l'état larvaire à l'état adulte dans le corps de l'Homme, ainsi qu'à ses déplacements dans l'organisme. Nous en sommes réduits à de simples suppositions. Vu la longue durée de la vie de l'adulte, il est probable que cette évolution est fort longue. L'extrême rareté de la filariose chez l'enfant (2) confirme cette manière de voir et contraste avec ce qui se passe pour l'Hématozoaire du paludisme, organisme simple et à évolution rapide, qui sévit sur l'enfance avec une fréquence toute spéciale. C'est encore en faisant des expériences sur la *F. immitis*

(1) Toutefois sur des échantillons d'*Anopheles funestus* envoyés de Madagascar, Laveran a trouvé dans les muscles du thorax d'assez nombreuses larves de Filaires (A. Laveran. C. R. Soc. Biol., p. 149, 1903).

(2) Van Campenhout n'a pu en observer qu'un cas chez les enfants au-dessous de 14 ans.

et le Chien que l'on éclaircira peut-être un jour ce problème par analogie. Il est inutile d'ajouter que ces recherches seront labo-rieuses et délicates.

6. — DISTRIBUTION GÉOGRAPHIQUE ET RÉPARTITION (1)

La *F. Bancrofti* est de toutes les Filaires du sang de l'Homme de beaucoup la plus répandue. De l'étude que nous venons de faire il résulte que sa répartition à la surface du globe doit dépendre de trois facteurs : 1º de la présence de l'Homme ; 2º de la présence du Moustique ; 3º de certaines conditions climatériques (température, etc.) nécessaires au développement de ce parasite chez l'un ou l'autre de ces hôtes. — C'est principalement dans les régions inter-tropicales que ces facteurs se trouvent en présence, aussi est-ce là que nous verrons les foyers véritablement endémiques de la fila-riose. Mais sa distribution déborde très largement les Tropiques, surtout dans l'hémisphère nord, où l'on trouve la Filaire plus ou moins accidentellement jusqu'à 40° de latitude et au delà, tandis que dans l'hémisphère sud, elle ne dépasse pas le 30ᵐᵉ degré.

Asie. — Les premières expériences de Manson sur la Filaire nocturne ont été entreprises à Amoy, en Chine, sur le détroit de Fou-Kien, où une forte proportion de la population est atteinte ; elle a été signalée à Fou-Tcheou-Fou, et il est probable qu'on la trouverait de même sur toute la côte méridionale de la Chine. — A Formose, les cas observés par Myers étaient tous importés de la

(1) Les auteurs (Hirsch, Clemow et en général tous les auteurs anglais) qui ont traité de la géographie de la filariose, ont simplement énoncé la répartition de l'éléphantiasis à la surface du globe. Or, l'étiologie filarienne de cette maladie étant à l'heure actuelle encore très discutée et très discutable, il est prématuré de conclure de la présence de l'éléphantiasis en un point donné à la présence de la Filaire du sang. Il est tout au moins certain que la distribution des deux affections ne concorde pas dans le détail (Hodges, Prout, etc.). Nous n'exposerons donc, dans les pages qui suivent, que la géographie du *Parasite lui-même*, telle qu'elle nous est connue à l'heure actuelle, soit par les indications d'origine des malades de nos métropoles, soit par les recherches faites sur place, soit par les examens de lames de sang de toutes provenances, tels que ceux qui ont été pra-tiqués par Manson pour tous les points du monde britannique. Naturellement ces indications sont encore très incomplètes ; certains pays n'ont pas été étudiées à ce point de vue, et il faut avouer que, pour ces recherches, nous sommes dans nos colonies en retard sur presque tous nos voisins.

côte de Chine et la Filaire ne semble pas pouvoir s'y développer, car les Moustiques de cette île ne se prêtent pas à ses migrations, s'il faut en croire les recherches de cet auteur. — Au Japon, Scheube n'a trouvé la Filaire nocturne que dans les îles méridionales de l'Archipel, à Kiou-Siou principalement, et dans les petites îles voisines telles que Goto-Sima, Hirado-Sima et Ama-Kousa ; Beukema de même l'a vue à Nagasaki. Elle doit être plus rare à Nippon ; à Tokio, elle a été signalée par Baelz, mais le cas n'était pas indigène et il est probable que, au moins dans la partie septentrionale de l'île, on ne rencontrerait que des cas importés du sud.

Elle a été signalée aux Philippines, par Strong, à Ilo-Ilo, mais on ne l'a pas observée en Indo-Chine ; Moty a examiné un certain nombre d'Annamites à ce point de vue, et toujours sans résultats.

L'Inde est, avec la Chine, le grand foyer asiatique de la filariose. Dans le delta du Gange elle a été signalée par Lewis à Calcutta, où Green donne une moyenne de 7 °/₀ (1) pour le corps de la police, recruté dans les districts voisins (Sultanpur, Gonda, Ghazipur, Arrah, Gya) et à Cuttack dans l'Orissa par Calvert. Elle es fortement endémique sur toute la côte orientale, à Madras (Maitland), et dans le district de Nellore, de même que sur la côte de Malabar, où elle a été vue à Cochin (Manson) et dans le district de Travancore (James, 40 °/₀ à Shirllay). Manson l'a encore signalée à Ceylan.

Océanie. — En Australie, la Filaire est connue à Brisbane, dans le Queensland, où Bancroft a repris les expériences de Manson sur l'évolution chez le Moustique, mais elle y est rare. — On l'a signalée à plusieurs reprises en Nouvelle-Calédonie (Lang et Noè, Demons), et récemment en Nouvelle Guinée (Seligmann, Diesing). — Enfin elle est très répandue dans l'Archipel Polynésien. Thorpe l'a rencontrée aux Fiji dans la proportion de 25 °/₀, — principalement dans les régions plates où les eaux sont stagnantes et dans les villes de la côte; — ainsi qu'aux Iles Tonga ou Iles des Amis dans la pro-

(1) Tous les pourcentages demandent à être fortement majorés pour se rapprocher de la réalité, puisque seuls les individus porteurs d'un certain nombre de Filaires présentent des embryons dans le sang, et que ces statistiques sont souvent dressées d'après des examens uniques et rapides, qui ne sauraient démasquer tous les cas de filariose.

portion de 32 %; la majorité des îles de ce dernier groupe sont plates et marécageuses, et dépourvues d'eaux torrentielles ; seule l'île de Vavao qui est montagneuse est relativement indemne. Aux Samoa, qui entretiennent des rapports constants avec les Tonga, Manson l'a rencontrée fréquemment et croit que presque toute la population adulte en est atteinte. Elle a enfin souvent été signalée à Tahiti et à Moréa, en particulier par Tribondeau qui l'y a vue dans la proportion de 20 %, et tout dernièrement par le Dr Mille, médecin des troupes coloniales, qui, d'après nos renseignements personnels, en a observé de nombreux cas.

Afrique. — En Algérie la Filaire nocturne n'a été, à notre connaissance, signalée qu'une fois (par Cauvet chez un hématurique) (1). — Par contre, elle n'est pas rare dans la Basse-Egypte, au Caire, où elle a été étudiée par Sonsino, et à Alexandrie (Remlinger). — Sur la Côte orientale elle a été vue à Mombâz et à Zanzibar, pour l'Afrique orientale anglaise ; à Tanga et Dar es Salam, pour l'Afrique orientale allemande, ainsi qu'à Tabora, dans l'intérieur. Feltkin l'a observée sur la côte du Zambèze. — Pour les Iles du large on la trouve aux Seychelles, à Mayotte et à Madagascar, ainsi qu'à Maurice et à la Réunion ; dans tous ces points ses manifestations sont souvent mises sur le compte de la bilharziose. — Quelques cas de filariose ont été signalés dans la partie méridionale du continent : Streube a rencontré à cinq reprises des embryons dans les urines hématochyluriques d'habitants du Natal et du Transvaal. — Il est probable que la Filaire nocturne sévit de même sur la plus grande partie de la Côte occidentale d'Afrique, où elle est souvent associée à la *F. diurna* et à la *F. perstans*, qui semblent même la supplanter en maint endroit. Prout l'a observée à Sierra-Leone dans la proportion de 26 à 39 % suivant les districts, de 6,5 % seulement pour Freetown, la capitale. Manson l'a rencontrée sur des lames provenant du Dahomey, de Vieux Calabar et du Bas Niger ; Van Campenhout, chez des indigènes du Congo belge, où la population de Boma serait atteinte dans la proportion de 18 %.

(1) Verdon en a signalé tout dernièrement un cas à Fez, chez un sujet de 30 ans, atteint d'adénites inguinales, qui venait de séjourner 3 ans en Algérie. Il est impossible de déterminer si l'infection s'est produite dans ce dernier pays ou au Maroc.

Toutefois Brumpt ne l'a observée en aucune partie du bassin du Congo (1). Elle doit être peu répandue dans l'Ouganda où Hodges, malgré des examens portant sur des milliers d'indigènes, ne l'a pas vue une seule fois ; cependant Low l'y a rencontrée quelquefois, associée à la *F. perstans*. — Enfin Daniels l'a signalée en différents points de l'Afrique anglaise centrale. Au Zambèze, dans les districts de Lower Shire River, de Chinde River et à l'extrémité nord du lac Nyassa, il l'a trouvée fréquemment dans le sang des indigènes, tandis que dans les districts voisins, tels que les Montagnes d'Angoni, l'Upper Shire, New Heligoland, Lithoma et à l'extrémité sud du lac Nyassa, elle est totalement absente. Daniels a remarqué qu'à cette répartition de la Filaire correspond très exactement celle d'une espèce particulière de Moustique (*Panoplites africanus* Theobald) qui paraît apte à servir d'hôte intermédiaire.

AMÉRIQUE. — Il est probable que la Filaire de Bancroft a été importée aux Antilles par la traite des Noirs ; là, en effet, s'est développé un des principaux foyers d'endémicité d'où elle a rayonné dans les deux Amériques.

Pour les Grandes-Antilles, elle est connue : à Cuba (Demarquay, Guiteras) d'où la lutte contre les Moustiques entreprise par les Américains va, espérons-le, la faire disparaître, — à Haïti (Lancereaux, Audain), — à la Jamaïque (Young), — et à Porto-Rico, où elle sévit dans une proportion de 12 % pour toutes les parties de l'île, mais principalement dans les centres (Ashford). — Pour les Petites-Antilles, la Filaire nocturne a été signalée à peu près partout : à Saint-Thomas (Pontappidon), — à Saint-Christophe ou Saint-Kitts, où 33 % des habitants sont atteints, et parmi ceux-ci beaucoup de Blancs (Low), — à Montserrat (Manson), — à la Guadeloupe (Crevaux, Papin), — à Saint-Dominique dans la proportion de 7,5 % de la population totale (Low), — à Sainte-Lucie dans la même proportion, — à Saint-Vincent, aux Barbades, où elle est

(1) La plupart des données que nous avons pour les régions où sévissent simultanément les Filaires nocturne et diurne doivent n'être accueillies qu'avec reserve. Il est certain que, sur la Côte occidentale et dans le bassin du Congo, la *F. diurna* a très souvent été prise pour la *F. nocturna* et peut-être réciproquement.

d'importation récente, dans la proportion de 13 %. — Dans toutes ces îles des Petites-Antilles abonde le *Culex fatigans* que Low a montré être apte à servir d'hôte intermédiaire à la Filaire de Bancroft. A la Trinité, en vue de la côte du Venezuela et près de la Guyane Anglaise, toutes les races de même sont atteintes, dans la proportion de 5 %, mais les Blancs plus fréquemment que les indigènes, qui, vivant isolés dans de petits villages parmi les plantations de canne, sont relativement épargnés.

Pour l'Amérique du Sud, la Filaire a encore été signalée dans les trois Guyanes : Française (Moty), Hollandaise (Winckel), et Anglaise. — C'est dans la Guyane Anglaise qu'elle a été le mieux étudiée. Elle y sévit sur toute la côte, principalement à New-Amsterdam, à Georgetown et sur le littoral de Demerara. Il n'y a pas d'immunité de race. A Georgetown les Blancs, en majorité Portugais, sont les plus atteints (23 % des hommes et 32 % des femmes), puis viennent les croisés d'Européens (20 % des hommes et 38 % des femmes), les Nègres de Guyane (19 % des hommes, 38 % des femmes), les Nègres des Antilles (11 % des hommes, 13 % des femmes), et enfin les coolies Indiens (6 % des hommes et des femmes). Les aborigènes de l'intérieur sont indemnes ; à peu de distance de la côte, la Filaire de Bancroft est remplacée par la Filaire d'Ozzard. Ces différences dans la répartition de la Filaire selon les sexes et selon les races s'explique par la répartition des Moustiques (voir p. 55). — Au Brésil la Filaire de Bancroft a été signalée il y a déjà longtemps ; la population de Bahia est particulièrement atteinte (8,6 %) ; on l'a vue à Rio de Janeiro. — Dans la République Argentine, Wernicke en a mentionné un cas à Buenos-Ayres et Schwartz un à La Plata.

Dans l'Amérique du Nord, il est probable que la Filaire sévit sur tout le golfe du Mexique, car on la rencontre aux Etats-Unis, où elle s'étend particulièrement loin vers le nord. On l'a observée en effet à Mobile, dans l'Alabama, sur le golfe du Mexique, ainsi qu'à Key-West, à l'extrémité sud de la Floride (Guiteras) (1). Plus au nord, dans la Caroline du Sud, Guiteras et de Saussure en ont signalé de nombreux cas indigènes à Charleston, sur la côte de

---

(1) Il s'agissait, dans ces observations, de Cubains qui pourraient s'être infectés dans leur lieu d'origine.

l'Atlantique, ville alimentée par l'eau de citerne et infestée de Moustiques, qui entretient des relations constantes avec les Antilles. Henry en a observé un cas à Colombia, dans le même Etat. Enfin Slaughter l'a trouvée chez un individu n'ayant jamais quitté Washington et ses alentours, et, plus récemment, Dunn chez une femme n'ayant jamais quitté Philadelphie et ses environs. Cette dernière ville, située sur le 40me degré de latitude, est le point le plus septentrional que la Filaire de Bancroft ait atteint jusqu'à ce jour dans le Nouveau-Monde. Les cas observés au Canada étaient tous importés.

Europe. — Ces dernières observations, concernant des individus qui habitent sous un climat au moins aussi tempéré que le nôtre, nous permettent de supposer que la filariose n'est pas inconnue sur notre continent. Nous en connaissons en effet deux cas incontestablement indigènes en Europe. — Le premier a été communiqué par Font y Torné au XIe Congrès international de Médecine, tenu à Rome en 1894. Il s'agit d'un paysan originaire de Canet de Mar, petite ville maritime, située à 41 kilomètres au nord-est de Barcelone et à 84 kilomètres de la frontière française. Cet individu n'avait quitté son lieu de naissance que pour faire une période militaire à Saint-Sébastien, et, avant ce moment déjà, il avait souffert de plusieurs attaques de chylurie. En plus de sa chylurie, il était atteint de lymphangiectasies inguinales et scrotales. L'examen du sang permit de découvrir de nombreuses Filaires à périodicité nocturne. Ce cas intéressant d'infection multiple et ancienne est un accident facile à expliquer. En effet, Canet de Mar, en raison de la douceur de son climat est un lieu de retraite pour beaucoup d'individus qui ont vécu longtemps en Amérique et dont plusieurs certainement ont rapporté le parasite. Des cas de chylurie y avaient déjà été observés, mais on ne sait s'ils étaient indigènes et l'examen du sang n'avait pas été fait. — Plus récemment Biondi, en 1903, a signalé des Filaires dans le sang d'un individu originaire de Gibraltar et demeurant à Sienne ; ce sujet était de même atteint de chylurie.

Faut-il rapprocher de ces observations celle de Nielly, qui a trouvé des parasites vermiformes semblables à des Filaires dans les vésico-pustules d'un jeune mousse de Brest qui n'avait jamais quitté la France, et souffrait d'une dermatose voisine du craw-craw ? L'identification de ce parasite avec la Filaire est des plus douteuses et R. Blanchard l'a différencié en 1885 sous le nom de « *Rhabditis Niellyi* » — Faut-il tenir compte de même des quelques cas d'éléphantiasis indigène observés en Europe et dont l'étiologie n'était pas connue ? Les examens de sang n'ayant pas été faits, on ne peut rien affirmer à ce sujet.

Quoi qu'il en soit, si, après ces constatations, nous remarquons que les Moustiques abondent en bien des régions d'Europe, à tel point que le paludisme y sévit encore avec une certaine force, et qu'une des espèces les plus répandues est précisément le *Culex pipiens*, espèce très voisine du Cousin domestique d'Australie sur lequel Brancroft a suivi l'évolution de la Filaire nocturne, nous comprendrons qu'il n'est pas impossible que la Filaire vienne un jour s'acclimater dans nos pays. Ce ne serait pas la première fois qu'une endémie exotique, transmise par les Moustiques, serait importée en Europe : l'exemple de la fièvre jaune est fait pour nous donner à réfléchir. Mais, si nous voulons être exactement renseignés, il importe que les examens de sang soient pratiqués sous nos climats sur une grande échelle, comme cela tend à se faire sous les Tropiques, principalement dans les ports ou stations de l'Atlantique et de la Méditerranée.

Il n'y a pas, pour la Filaire de Bancroft, d'immunité de races ou de sexes. Les variations dans le degré d'infection ne sont pas les mêmes en effet suivant les diverses régions, et elles peuvent toujours se ramener à des différences dans les conditions hygiéniques des groupes que l'on compare.

CHAPITRE III

FILARIA LOA

GUYOT 1778

SYNONYMIES. — *F. oculi* Gervais et van Beneden, 1859. — *Draconculus oculi* Diesing, 1860. — *Draconculus loa* Cobbold, 1864. — *F. subconjonctivalis* Guyon, 1864.

HISTORIQUE. — De toutes les Filaires qui doivent nous occuper la *F. loa* ou Filaire de l'œil est la plus anciennement connue. Par une curieuse gravure datée de 1598 et publiée par R. Blanchard, sur laquelle sont représentés des indigènes du Congo procédant à l'extraction de cette Filaire, nous savons qu'elle sévissait en Afrique occidentale à la fin du XVIᵉ siècle, avant même la traite des Noirs. Les plus anciennes observations sont celles de Mongin en 1770, de Bajon et de Mercier en 1778 et de Guyot en 1805. Plusieurs des premiers observateurs confondirent ce parasite avec la Filaire de Médine ; Guyot, par contre, le croyait de la nature des Strongles et c'est lui qui le premier le désigna par le terme de Loa, nom donné à ce Ver par les Nègres de la côte d'Angola. A partir de ce moment les observations se sont multipliées. En 1899, R. Blanchard pouvait en réunir vingt-cinq, publiées depuis 1770, dont plusieurs portant sur de nombreux cas, et il en ajoutait une nouvelle. Depuis, cette Filaire a été revue à plusieurs reprises dans la région de l'œil, par Prout, par Annett, Dutton, Elliot, par Ozzard, par Texier, par Würtz (1), etc.

DESCRIPTION. — Nous donnerons la description de cette Filaire d'après les auteurs, réservant pour la fin de cette étude le détail de nos observations personnelles.

(1) Malade présentée en décembre 1903 aux élèves de l'Institut de Médecine coloniale par le professeur Würtz.

Mâle. — Le mâle est un Ver filiforme, blanc, à cuticule lisse, long de 30ᵐᵐ en moyenne, sur 0,300 de large (1).

L'extrémité antérieure, mousse et inerme, terminée par une bouche étroite et infundibuliforme, s'élargit un peu brusquement à partir du point où naissent les bandes musculaires longitudinales du corps, à 0,150 de la bouche (Manson). A ce niveau, sur un petit échantillon de Blanchard, la cuticule présentait deux saillies papillaires coniques, équidistantes, à base discoïde, correspondant aux lignes médio-dorsales et médio-ventrales. Cette formation, qui s'observe chez d'autres Filaires, en particulier la *F. equina* de l'œil du Cheval, n'a pas été vue sur d'autres spécimens. Le cou est faiblement indiqué.

L'extrémité caudale, plus effilée, est incurvée, concave à la face ventrale, et munie de fortes papilles anales dirigées transversalement qui, soulevant la cuticule, ébauchent des ailes latérales. Ces papilles sont au nombre de 5 paires : 3 pré-anales et 2 post-anales. Les papilles pré-anales, au contact les unes des autres, sont sacciformes, globuleuses à leur extrémité libre, et s'insèrent par une portion rétrécie ; elles sont remarquables par leurs grandes dimensions, qui distinguent nettement la *F. loa* des autres Filaires de l'Homme ; la première est large de 32 μ (2), la seconde de 20 μ, la troisième de 16 μ (Blanchard). La première papille post-anale est à égale distance de la 3ᵐᵉ et de la 5ᵐᵉ papille, et de même forme que les papilles pré-anales, mais plus petite (30/10 μ, Manson). La dernière est très petite, cylindro-conique et implantée par une base élargie (14/5 μ, Manson). Si l'on regarde l'animal par sa face ventrale, on voit que chacune de ces papilles, en partant de la première, a sa base d'implantation plus proche de la ligne médiane, et cela plus spécialement pour les deux dernières paires. L'anus, situé à 82 μ de l'extrémité postérieure (Blanchard), livre passage à deux spicules inégaux, incurvés en arc, principalement dans leur partie la plus effilée. Le grand spicule, dont la corde mesure 215 μ

---

(1) Longueur : 22ᵐᵐ (Blanchard), 35ᵐᵐ (Ozzard).
Largeur 0,435 (Blanchard).
Dans le cas de Guyon (1864), le Ver, dont le sexe n'est pas donné, mesurait 150ᵐᵐ ; Il n'était que partiellement apparant sous la conjonctive, le reste du corps étant engagé dans les tissus profonds de la paupière. Yarr le rattache à la *F. inermis* Grassi.
(2) 40/22 μ (Manson).

(Blanchard), se continue avec le *vas deferens*. La cuticule est épaissie sur la face ventrale et à l'extrémité postérieure.

Sur toute la surface du corps, la cuticule présente des bosselures disséminées, arrondies et élargies à leur base ; leurs dimensions sont variables (1), ainsi que leur répartition qui semble ne prêter à aucune systématisation. Elles sont constantes, et caractéristiques de l'espèce. Sur les petits spécimens elles peuvent être confluentes et prennent alors une forme polyédrique. Elles sont plus rares et plus petites aux extrémités, où elles manquent souvent. La cuticule elle-même est lisse, non striée, d'une épaisseur qui varie de 4,5 μ pour l'extrémité antérieure à 9 μ pour la partie moyenne.

Femelle. — La femelle mesure en moyenne 40^{mm} sur 0,500, elle est donc plus courte et proportionnellement beaucoup plus épaisse que la Filaire de Bancroft (2).

L'extrémité antérieure est semblable à celle du mâle, mais les deux saillies papillaires coniques décrites chez celui-ci par Blanchard n'ont jamais été vues chez la femelle. La vulve s'ouvre près de la tête à 2,35 (Ozzard) de l'extrémité. L'extrémité postérieure s'effile jusqu'à n'avoir plus qu'une largeur de 0,100, puis s'arrondit brusquement ; près de l'extrémité, mais non sur l'extrémité même, les ailes latérales sont indiquées par un écart plus grand dans le double contour de la cuticule. L'anus s'ouvre au niveau d'une papille à 0,300 de l'extrémité (3) ; à ce niveau le diamètre de la queue est de 0,275 (Ozzard).

Le vagin, long de 3^{mm} environ, se continue avec deux tubes utérins, qui se portent en avant jusqu'à 0,47 de la bouche, puis se réfléchissent et courent alors sur toute la longueur du corps jusqu'à 1,2 — 2^{mm} de l'extrémité postérieure. On peut suivre à leur intérieur tout le développement embryonnaire, depuis les ovules polyédriques par pression réciproque, mesurant 31/12 μ, jusqu'à

(1) Manson : largeur de la base, 12 μ ; hauteur, 4 μ. Blanchard : largeur de la base, oblongue transversalement, 20-27/15-20 μ ; hauteur, 9-12 μ.

(2) 70^{mm} (Maurel). — 50-55^{mm}/0,600 (Ozzard). — 20^{mm} pour le spécimen jeune de Blanchard. Les grands écarts de taille observés tiennent à des différences d'âge.

(3) Annett, Dutton, Elliot décrivent deux petits tubercules à l'extrémité de la queue. L'anus sur leur spécimen s'ouvrait à 0,200 de l'extrémité postérieure.

la différenciation complète de l'œuf, qui mesure alors 35/25 μ (Leuckart) à 46/24 μ (Ludwig). Dans la dernière portion de l'utérus, et dans le vagin, l'embryon s'est déroulé et allongé à l'intérieur de sa membrane ovulaire.

Un tube digestif complet traverse le corps dans toute sa longueur, sans différenciation appréciable entre l'œsophage et l'intestin.

La cuticule est lisse et d'épaisseur variable suivant les différentes parties du corps (1). De même que chez le mâle, elle est semée de bosselures dont la répartition irrégulière varie suivant les auteurs et ne peut, selon nos observations, être systématisée. Ces bosselures sont de même forme que chez le mâle, et mesurent 18/11 μ à la base pour 7 μ de hauteur (Ludwig).

Chez la femelle, comme chez le mâle, le système musculaire est celui des Nématodes cœlomyaires ; la structure de la paroi rappelle celle de la *F. medinensis,* mais les champs latéraux sont proportionnellement plus étroits, et les champs musculaires plus larges. Les champs latéraux sont séparés par 18 à 20 faisceaux musculaires creusés en gouttière ; ils sont larges de 40-54 μ dans la partie antérieure du corps, et de 100 μ à la partie postérieure, renfermant des noyaux disséminés, larges de 7-9 μ et pourvus d'un petit nucléole réfringent. Les champs musculaires sont constitués par des cellules dont le noyau mesure 14-18 μ, et renferme un nucléole très réfringent, large de 3,6 μ (Ludwig).

L'embryon extrait de l'utérus mesure en moyenne 260 μ de long sur 5 μ de large ; il est entouré d'une gaîne et sa pointe est effilée. Il est donc semblable à la *F. nocturna* observée dans le sang, mais un peu plus petit.

On n'a trouvé qu'exceptionnellement des Microfilaires dans le sang des individus porteurs de Loa et, lorsque le cas s'est présenté, il s'agissait toujours de la *F. diurna.* Nous reviendrons sur ce point.

(1) 7 μ à l'extrémité antérieure près de la bouche ; 18 μ un peu en arrière, ainsi que sur toute la partie moyenne du corps ; 14 μ au segment postérieur et 7 μ à la pointe de la queue (Ludwig). — Ludwig décrit une striation transversale manifestement due, vu l'écartement des stries, à des plis de la cuticule.

HABITAT ET PATHOLOGIE. — La *F. loa* est un parasite du tissu conjonctif, principalement du tissu conjonctif superficiel. C'est à ce titre qu'on l'observe occasionnellement sous la conjonctive, mais on la rencontre en des points très variables du tissu cellulaire sous-cutané, où elle manifeste sa présence par des œdèmes fugaces et mobiles, par du prurit, et parfois par une inflammation légère, symptômes qui souvent font penser à une attaque de rhumatisme. Dans les points où le tégument est très mince on peut deviner les contours du Ver. C'est ainsi que Nassau, qui l'avait souvent vu chez des indigènes du Gabon, l'a observé chez lui-même serpentant sous la peau des doigts, sous la joue ou dans la paupière inférieure. A Sierra-Leone, Prout l'a extrait du prépuce d'un de ses malades. Chez la malade de Würtz, la Filaire voyageait, non seulement sous la conjonctive, mais sous la peau du membre supérieur, principalement à la partie antérieure du poignet, et déterminait des œdèmes, même au niveau du genou. Enfin, chez un des Nègres morts à Paris de la maladie du sommeil, Salomon, nous avons trouvé, le professeur Würtz et nous-même, un grand nombre de Loa dans le tissu cellulaire sous-cutané ou sous l'aponévrose superficielle des muscles et des tendons qui répondent à la peau, au niveau des quatre membres. Nous ne l'avons rencontrée d'autre part, ni sur le tronc, ni sur le cou, ni même au niveau de la face ou aux alentours de l'œil, malgré une recherche attentive.

Il n'y a donc pas lieu de penser que la région de l'œil soit l'habitat privilégié de la *F. loa* ; mais c'est là qu'elle frappe le plus l'attention et que sa présence est le moins bien tolérée. On l'a observée dans tous les points de la conjonctive oculaire ou palpébrale ; parfois elle se niche à l'entrée du sac lacrymal. A plusieurs reprises on l'a vue passer rapidement d'un œil à l'autre, en contournant la racine du nez. Dans ces conditions elle peut occasionner des troubles variés : pesanteur, démangeaisons, clignotement, larmoiement, gonflement des paupières, blépharospasme, inflammation de la conjonctive ou du sac lacrymal, avec douleurs d'intensité très variable, souvent à forme névralgique. Si la Filaire passe sous la cornée transparente, la vue s'obscurcit (1). En général le patient

---

(1) La *F. loa* a en effet été vue sous la cornée (Mercier, Bachelor). On peut dès lors se demander s'il ne lui est pas possible de pénétrer dans la chambre antérieure, et de gagner de là les régions profondes de l'œil. — En 1894, Van Duyse.

ent nettement l'animal comme un corps étranger qui se déplace dans cette région ; le Nègre de Lestrille se plaignait de « quelque chose qui marchait dans son œil ». Jamais, dans aucun cas connu, ces troubles inflammatoires n'ont abouti à la suppuration.

Une particularité curieuse a été signalée par Argyll Robertson : chez une malade, soignée en Angleterre pour dysenterie, la Loa se montrait dans l'œil tant que celle-ci gardait la chambre ; sitôt qu'elle fût guérie et sortit à l'air froid, l'animal disparut pour ne reparaître par la suite que lorsqu'elle s'approchait du feu. Il a été dit d'autre part à Robertson que la Loa se montre rarement en hiver, même dans les régions endémiques. Cette crainte que la Loa semble manifester pour le froid, peut nous faire penser que nous avons moins de chances de la voir chez les rapatriés dans nos climats qu'aux colonies.

La présence de Filaires au niveau de l'œil n'est pas un fait unique dans l'helminthologie ; le cas est fréquent pour certaines Filaires des Oiseaux, ainsi que chez les Mammifères, pour la F. *equina* (Abidgaard, 1789) du Cheval, de l'Ane et du Mulet et pour la *F. labiatopapillosa* (Alessandrini, 1838) du Bœuf, qui se logent dans le péritoine ou la plèvre de ces animaux et peuvent apparaître dans l'œil lorsqu'elles n'ont pas encore atteint leur maturité. Ceci prouve que ces Filaires vivent à l'état jeune dans le tissu cellulaire et gagnent postérieurement les parties profondes. Il est possible que la *F. loa* agisse de même. Elle semble voyager très activement, surtout pendant sa jeunesse. Le nombre des échantillons extraits non

a extrait de la chambre antérieure, chez une Négresse de 2 ans 1/2 originaire du Congo, un petit Ver qui se déplaçait activement dans l'humeur aqueuse et gênait par moments la vision. C'était un Nématode de 15^{mm},2 de long sur 0,08 de large, présentant une cuticule hyaline finement striée en travers et un tube digestif bien différencié, mais dont l'appareil génital n'était pas encore développé. Ne s'agissait-il pas là d'une larve intra-oculaire de Loa ? Blanchard incline à le croire, vu le lieu d'origine de la malade.

Faut-il dès lors considérer comme des cas de *F. loa* les observations rares et disparates ou l'on a décrit des Filaires parasites de l'intérieur de l'œil, dans la chambre antérieure, dans le cristallin ou le corps vitré, voire même sous la rétine et que l'on a réunies sous le nom de *F. oculi humani* (*F. lentis*) ? — voir p. 9. Nous ne le pensons pas: plusieurs de ces cas sont nettement apocryphes ; pour les autres, les observations très incomplètes ne donnent aucun caractère zoologique qui permette de les caractériser, et comme ils ont tous été observés en Europe, en Asie ou en Amérique, dans les régions où la Loa n'est pas connue, on ne peut sans invraisemblance les rapporter à celle-ci.

arrivés à maturité et très petits est, en effet, proportionnellement considérable, comparé à ce qui en est des autres Filaires du sang de l'Homme. Le cas de Brumpt, qui a trouvé sur le péricarde d'une indigène du Congo cinq Vers adultes, quatre enkystés et calcifiés, le cinquième étant une femelle vivante de Loa, vient à l'appui de ce que nous avançons. Il est donc probable, qu'après une jeunesse active, la Loa se retire dans les tissus profonds de l'organisme où elle se fixe comme d'autres Filaires, où elle meurt et se calcifie.

EVOLUTION. — Nous ne savons rien de l'évolution de la *F. loa*. Du seul fait que, contrairement à ce qui se passe pour la Filaire de Médine, elle ne détermine pas d'inflammation aboutissant à l'ulcération, et lui permettant de déverser ses embryons au dehors, il suit nécessairement que ces embryons doivent gagner le sang par l'intermédiaire des espaces et des vaisseaux lymphatiques, comme c'est le cas pour d'autres Filaires parasites du tissu conjonctif des animaux, telles que *F. equina. F. tricuspis* et *F. rubella*. D'autre part leur ressemblance avec la Filaire nocturne et la présence d'une gaîne qui les musèle doit faire penser que, comme celle-ci, ils sont mis en liberté par quelque Insecte suceur, dans le corps duquel ils évoluent.

Le développement de la *F. loa* est certainement très lent (1). Il lui faut des mois, probablement même des années, pour atteindre sa maturité, et elle vit très longtemps. En effet, d'après les observations faites aux Antilles sur des Nègres importés de la côte d'Afrique, nous voyons que c'est souvent après des mois de traversée et des années de séjour que la Filaire fait son apparition : 5 à 6 ans dans le cas de Raulin ; dans le cas de Mitchell, chez un esclave ayant quitté l'Afrique en 1834, c'est en 1837 que la Loa se montre pour la première fois, et en 1845, soit 11 ans au moins après le début de l'infection, on la voit encore. Dans l'observation de Ludwig et dans celle de Barrett, les sujets se sont montrés atteints pour

______

(1) La Loa se montrant souvent d'une façon précoce sous la conjonctive, nous avons chance de connaître un jour d'une façon exacte les formes de son évolution intra-humaine. Sans parler de l'échantillon extrait par Van Duyse, qui représente peut-être une forme larvaire de ce parasite (v. p. 71, en note), nous en connaissons déjà des spécimens très jeunes, tels que celui de Nassau en 1877, qui mesurait 16^{mm}/0,300, et celui que Blanchard a décrit en 1899.

la première fois 4 ans et 4 ans 1/2 après avoir quitté les zones endémiques.

GÉOGRAPHIE. — L'aire de distribution de la *F. loa* est très nettement limitée à la Côte occidentale d'Afrique et au bassin du Congo. Elle est particulièrement fréquente au Gabon, et sur l'Ogooué où, selon Miss Kingsley, presque chaque indigène en serait atteint : au sud on l'a rencontrée à Loanga et jusque sur la côte d'Angola. De là elle s'étend dans tout le bassin du Congo ; Brumpt n'a pas eu l'occasion de l'y observer, mais il a constaté que tous les indigènes là connaissent et la décrivent. Sur le golfe de Guinée, elle a été vue au Cameroun, à Vieux Calabar où elle est très fréquente, sur la côte et dans le delta du Niger, au pays des Achantis et sur la Côte de l'Or. Il est probable qu'elle s'étend plus à l'ouest, toutefois le nombre relativement restreint des observations ne nous permet pas encore de l'affirmer. Prout l'a observée à Sierra-Leone, mais chez des individus ayant séjourné au Congo.

Les premières observations de Loa ont été faites en Amérique, (Antilles, Colombie, Guyane, Brésil), mais elles concernent toutes des victimes de la traite des Noirs originaires de la côte africaine. Aucun cas véritablement indigène de *F. loa* n'a été signalé dans le Nouveau Monde et on ne l'y observe plus depuis que la traite a cessé. Elle ne s'y est donc pas acclimatée, comme quelques Filaires voisines, n'ayant probablement pas trouvé là l'hôte intermédiaire favorable à sa diffusion (1).

Il n'y a pas d'immunités de race. Les Blancs sont fréquemment atteints.

(1) Drake Brockmann a signalé la *F. loa* à Madras. R. Blanchard rapporte cette observation isolée à la *F. equina* très répandue aux Indes.

Chapitre IV

FILARIA DIURNA

Manson 1891

Synonymies. — *F. sanguinis hominis major* Manson, 1891. — *F. Bourgi* Brumpt, 1903 (1).

La *F. diurna* a été isolée par Manson en 1891 sous le nom de *F. sanguinis hominis major*, par opposition avec la *F. sanguinis hominis minor* qui n'est autre que la *F. perstans* que nous étudierons plus loin. C'est une Microfilaire voisine de la Filaire nocturne, mais à périodicité inverse.

Morphologie. — Eu effet, morphologiquement elle est à peu de chose près superposable à la Filaire nocturne, par sa taille (260-300 μ sur 6-8), sa queue effilée et la présence d'une gaîne ; comme celle-ci elle s'agite vivement sur place, mais ne circule pas librement dans les préparations. A l'état vivant la ressemblance est généralement très exacte, tout au plus peut-on observer un mouvement de l'extrémité antérieure en manière de moue (*pouting character*) plus accentué ici que chez la Filaire nocturne (Manson). Mais sur les échantillons morts les différences s'accentuent : dans des préparations en couche épaisse, la *F. diurna* est ramassée et épaissie, ses contours paraissent plus grossiers, ses incurvations sont plus anguleuses et moins élégantes. D'autre part la gaîne est plus délicate, elle doit même être spécialement fragile, car elle manque souvent. Il est vrai que si elle n'est pas visible, c'est souvent parce qu'elle

(1) Brumpt a trouvé en 1903 dans le Haut-Congo une Microfilaire engaînée, de même taille que la *F. nocturna*, sans périodicité caractérisée, quoique plus abondante de jour que de nuit, et portant quatre taches embryonnaires, à laquelle il donna le nom de *F. Bourgi* ; de retour à Paris, il l'a identifiée avec la *F. diurna*, par comparaison avec des échantillons types.

est très ajustée et ne dépasse le corps de l'animal ni en avant ni en arrière. Par suite de la petitesse de la gaîne, sur beaucoup de spécimens, sur la plupart selon Sambon, la queue se replie à l'intérieur de cette enveloppe, son extrême pointe rétrograde, se rabattant sur la dernière portion du Ver avec laquelle elle entre en étroit contact, de telle sorte qu'au premier examen cette extrémité peut passer pour moins pointue et plus courte que celle de la Filaire nocturne (van Campenhout, Prout), tandis qu'en réalité elle est encore plus effilée (Manson).

Comme la Filaire nocturne, la *F. diurna* présente à l'union du tiers antérieur et du tiers moyen une tache bilobée ou *V· spot* très réfringente, qui est constante ; mais l'amas de granulations indiquant le viscère central, décrit par Manson, manque ici le plus souvent. La tache caudale est de même constante. Selon le Dr Brumpt ces taches embryonnaires, ici comme chez la *F. nocturna*, sont au nombre de quatre : une première, située entre l'espace clair antérieur qui correspond à la tête et la *V spot* — la tache en V elle-même, — la tache caudale, — et une dernière tache plus petite située entre celle-ci et l'extrémité postérieure. Mais cette disposition se retrouve à peu de chose près chez les autres Filaires et n'est pas spécifique. Ce qui est caractéristique de l'espèce ce sont les dimensions relativement grandes des cellules du corps, comparées à celles que l'on observe chez la Filaire nocturne et ce caractère suffit au Dr Brumpt pour déterminer l'espèce au simple vu de l'embryon (communication orale) (1).

PÉRIODICITÉ. — Toutefois le caractère spécifique de la Filaire diurne sur lequel Manson l'a différenciée est sa périodicité. Contrairement à la Filaire nocturne, elle commence à paraître dans le sang périphérique vers 9 à 10 heures du matin, augmente jusque vers 1 à 2 heures de l'après-midi, puis décroît, et disparaît entre 8 et 10 heures du soir. Manson a pu observer que cette périodicité est régulière et constante chez des individus dont les habitudes de veille et de sommeil sont normales, de telle sorte qu'il pouvait dire

(1) Nous insistons sur les différences morphologiques observées entre la *F. nocturna* et la *F. diurna*, parce que l'individualité de cette dernière a été niée. Mais l'on sait pour les Filaires des Oiseaux que les adultes différents peuvent avoir des embryons entièrement semblables.

en 1891, lorsqu'il présenta la Filaire diurne : « De même que vous ne rencontrez pas plus une Filaire nocturne dans le sang périphérique diurne qu'un hibou en plein midi, de même vous ne verrez pas plus une Filaire diurne pendant la nuit qu'un papillon de jour après le coucher du soleil ».

Présentée sous cette forme absolue cette affirmation était dangereuse et risquait de provoquer une réponse non moins entière. C'est en effet ce qui s'est produit : Annett, Dutton, Elliott, méconnaissant toute différence morphologique entre les Filaires nocturne et diurne, et, d'autre part, ayant observé que la périodicité de la Filaire diurne n'est pas toujours constante, ont nié l'individualité de cette Filaire. S'appuyant sur leurs propres observations au Bas-Niger et sur celles de Thorpe aux îles Tonga (v. p. 38), ils la considèrent comme une Filaire nocturne dont les heures d'apparition ont été modifiées par les habitudes irrégulières des indigènes. Leurs conclusions sont très critiquables et ne résistent pas, sous leur forme absolue, à l'analyse des faits. Ils disent ne pouvoir isoler de leurs observations qu'un petit nombre de cas de périodicité diurne typique. Il faut dire que, pour caractériser un cas « type », leur critère est si sévère que cette rareté s'explique d'elle-même : un cas typique de périodicité est pour eux une observation dans laquelle les embryons circulants sont au maximum à minuit pour la Filaire nocturne, à midi pour la Filaire diurne, et sont totalement absents 12 heures plus tard. Mais à ce titre, même pour la Filaire nocturne, la périodicité typique est rare, car son maximum très variable oscille entre 11 heures du soir et 3 heures du matin et il arrive souvent de trouver un ou deux embryons égarés dans le sang diurne. Où voit-on dans la Nature une semblable schématisation des manifestations de la vie animale ? Si nous n'admettons pas un certain ébat, une assez large approximation dans la détermination des heures d'apparition et de disparition pour une périodicité donnée, nous nous exposons à rejeter la réalité d'un fait qui, pris de haut, ne peut être nié. — Dans le cas particulier, Annett, Dutton, Elliott ont, à plusieurs reprises, observé deux maximum dans les 24 heures : il est naturel d'en conclure à la présence simultanée, chez les individus examinés, de la Filaire nocturne et de la Filaire diurne, la coexistence de deux espèces de Filaire chez un même sujet étant un fait très fréquent (cf. *F. diurna* et *F. pers-*

tans, *F. perstans* et *F. Ozzardi*, etc...), et ces deux Filaires sévissant dans la région où ils opéraient. Ne reconnaissant pas de différences morphologiques entre les deux espèces, ils ont confondu les embryons de l'une et de l'autre. — Les cas où ils ont observé une grande variabilité dans les heures d'apparition maxima chez un même individu sont plus probants et peuvent effectivement s'expliquer par les habitudes irrégulières des sujets.

Mais ces exceptions n'infirment pas la règle. Nous avons vu que l'apparition périodique de la Microfilaire de Bancroft s'explique par les habitudes nocturnes du Moustique qui doit la libérer et que la cause médiate du phénomène est en rapport plus ou moins direct avec l'état de sommeil, la périodicité étant commandée, non par le fait même du sommeil, mais par les dispositions physiologiques qui le déterminent. Par suite, sans perdre sa raison d'être initiale, la périodicité pourra être modifiée *individuellement* ou *temporairement* par des variations d'habitudes, mais, pris en bloc, le fait subsiste : chez un individu qui dort la nuit et veille le jour, telle Microfilaire apparaît de nuit et disparaît de jour, telle autre Microfilaire se comporte inversement. Que, pour une cause ou pour une autre, et dans des cas particuliers, la périodicité nocturne se trouble et se modifie jusqu'à se rapprocher de la périodicité diurne ou que, pour des raisons analogues, la périodicité diurne se trouble et se modifie jusqu'à se rapprocher de la périodicité nocturne, cela ne change rien au phénomène pris dans l'ensemble. Jamais la périodicité intervertie, quelque caractéristique qu'elle soit, n'est aussi typique que la périodicité normale ; l'expérience de Mackenzie en fait foi. Il est regrettable que l'on n'ait pas encore songé à intervertir la périodicité diurne en faisant dormir de jour un sujet porteur de *F. diurna* ; l'expérience serait intéressante. Si les embryons disparaissaient de jour pour apparaître de nuit, il deviendrait clair que la Filaire nocturne et la Filaire diurne s'adaptent de façon inverse aux habitudes des malades. Il ne serait pas moins intéressant de soumettre à des habitudes régulières des individus présentant des Filaires à périodicité atypique, comme les sujets d'Annett, Dutton, Elliott, pour voir si, en régularisant leurs habitudes, on régulariserait par là même la périodicité de ces Filaires.

Pour terminer sur ce sujet, il n'est pas douteux que la Filaire nocturne et la Filaire diurne soient des espèces très parentes. Il paraît rationnel de considérer ces deux espèces comme s'étant différenciées progressivement, que ce soit sous le rapport de la morphologie ou sous celui de la périodicité, par leurs passages successifs dans des hôtes intermédiaires différents. Que, dans certaines régions isolées, comme les îles des Amis, l'espèce ne présente pas de périodicité, cela tend à prouver que son hôte intermédiaire est en cet endroit, et depuis longtemps, un animal indifféremment diurne et nocturne; dans ce cas, l'adaptation n'ayant pas eu à se traduire par l'apparition des embryons à des heures déterminées, elle ne s'est manifestée que par des différences morphologiques légères. La Nature ne fait pas de sauts. Le point de départ est sans doute commun et une certaine incertitude occasionnelle dans la fixité de ces phénomènes prouve la parenté initiale de ces espèces. Si l'on pouvait, sur une grande échelle et avec le temps voulu, modifier les habitudes de leurs hôtes définitifs ou de leurs hôtes intermédiaires dans un même sens, l'adaptation agissant dans un même sens pour chacune de ces espèces, probablement finiraient-elles par se confondre à nouveau. Mais nous étudions ce qui est dans le moment présent et nous constatons des variations qui, vues dans leur ensemble, se montrent actuellement fixées.

La Filaire diurne vit certainement longtemps: Brumpt l'a vue chez un individu qui avait quitté depuis cinq ans les zones infectées.

Nous ne savons rien de son rôle pathologique. Au Congo, Brumpt a observé la *F. diurna* associée à la *F. perstans* dans un cas d'éléphantiasis.

EVOLUTION. — Pour l'évolution de la Filaire diurne, nous en sommes réduits à des hypothèses. Il est à priori probable que l'hôte intermédiaire est un Insecte à habitudes diurnes, et l'on s'explique aisément que les tentatives faites par Annett, Dutton, Elliott avec l'*Anopheles Rossi*, qu'ils avaient montré apte à recevoir la Filaire de Bancroft, aient échoué pour la Filaire diurne. Brumpt a fait quelques recherches sur des *Culex*, des *Anopheles* et des Glossines (Mouches Tsé-Tsé) dans le Haut-Congo: des dissections sommaires ne lui ont pas donné de résultats, mais il a rapporté quelque échan-

tillons fixés à la glycérine, qui nous réservent peut-être quelque
surprise. Manson a émis l'hypothèse que l'hôte favorable serait une
Mouche qui sévit dans l'Ouest-Africain, principalement dans le
Bas-Niger, et que les Européens appellent Mouche de Mangrove
(*Mangrove fly*). Cet Insecte, très avide de sang, est particulièrement
importun pendant les chaleurs du jour. Ce terme ne désigne
en réalité aucune espèce définie, mais indifféremment plusieurs
espèces mal connues soit de Tabanides, soit de Muscides, dont les
Glossines sont parentes. Manson base son hypothèse sur la concor-
dance entre la distribution géographique de la Filaire diurne et
celle de ces Mouches. Sambon, qui revient sur cette idée, indique
comme espèces sur lesquelles il y aurait lieu d'entreprendre des
recherches : *Tabanus fasciatus*, *T. dimidiatus*, *Glossina palpalis*,
G. longipalpis.

DISTRIBUTION GÉOGRAPHIQUE. — La distribution géographique de
la Filaire diurne est assez limitée. On ne la rencontre que sur le
Continent Africain, où elle semble avoir une répartition voisine de
la *F. perstans* avec laquelle elle est souvent associée chez un même
individu. On la trouve principalement sur la Côte occidentale
d'Afrique ; Prout l'a signalée à Sierra-Leone, Manson au Dahomey
et à Vieux Calabar ; elle est très fréquente dans certains districts
du Bas-Niger (25 0/0). Brumpt l'a rencontrée dans le bassin du
Congo et jusque dans le Haut Ouellé, dans la proportion de 18 0/0,
associée à la *F. pertans* dans la moitié des cas, mais il ne l'a plus
trouvée sur le versant du Nil ; il pense que, si elle est transmise par
les Moustiques, on pourra la voir bientôt dans le bassin de ce fleuve
où elle sera probablement transportée par les soldats congolais que
les Belges envoient dans leurs postes de la rive gauche. Christy l'a
trouvée encore au nord du lac Nyanza, dans le Bukedi, dans la proportion de 2 à 4 0/0, presque toujours associée à la *F. perstans* ; il
croit qu'elle s'étend de là jusqu'au Nil et fait remarquer, en faveur
de sa transmission par les Moustiques, que c'est lorsqu'on passe de
l'Ouganda dans l'aire de diffusion de la Filaire diurne que ces Insectes commencent à sévir avec intensité.

F. LOA et *F. DIURNA*

Lorsque Manson présenta la *F. diurna* en 1891 il pensait qu'elle pouvait être la Microfilaire de la *F. loa*. Cette opinion a été depuis plusieurs fois reprise et appuyée de faits nouveaux ; des observations toutes récentes lui donnent un grand poids.

Si nous considérons tout d'abord la distribution géographique de ces deux espèces, nous voyons que leurs zones de répartition se correspondent exactement : elles sévissent toutes deux sur la Côte occidentale d'Afrique et dans le bassin du Congo. Or, dans ces régions, principalement sur la Côte occidentale, en plus de la *F. loa* et de la *F. diurna*, plusieurs espèces de Filaires ont été signalées avec une fréquence variable : *F. Bancrofti, F. perstans, F. volvulus* et *F. gigas*. Pour les trois premières, adultes et embryons sont connus (1) ; la *F. gigas* est une Filaire embryonnaire encore douteuse, qui n'a été vue qu'une fois. Il reste donc un adulte sans Microfilaire, la Loa, et une Microfilaire sans adulte, la Filaire diurne ; il est naturel dès lors de les rapprocher et de supposer qu'une espèce est la forme adulte de l'autre.

Nous avons vu que les embryons de Loa retirés du corps de la mère, sont très voisins de la Filaire nocturne, qui ne se distingue elle-même que difficilement de la Filaire diurne (2). Ils sont effilés et pourvus d'une gaîne, comme ces deux espèces. Ils sont il est vrai légèrement plus petits, mais nous savons que les embryons non encore pondus sont normalement un peu moins développés que ceux que l'on observe dans le sang. Nous ne connaissons donc

(1) Les embryons de la *F. volvulus* n'ont pas été vus dans le sang, mais dans la sérosité que contient la tumeur déterminée par le Ver adulte. Ses caractères propres la distinguent nettement des Filaires nocturne et diurne .V. *F. volvulus*, p. 119).

(2) Leuckart, Sonsino, puis Manson avaient déjà constaté cette ressemblance entre les embryons de Loa et ceux de la Filaire du sang, lorsque la *F. nocturna* seule était connue. Manson l'a observée à nouveau en 1895 sur les embryons de l'échantillon d'Argyll Robertson. De même, Annett, Dutton, Elliot ont récemment extrait d'un adulte de Loa des Microfilaires semblables à la Filaire diurne et à la Filaire nocturne, mesurant 208 µ de long. On sait que ces auteurs confondent la Filaire diurne et la Filaire nocturne ; mais il ressort de leur description que l'amas granuleux central est remplacé chez ces embryons par un grand espace clair, parfois dédoublé, ce qui paraît les rapprocher de la Filaire diurne.

6

actuellement aucun caractère différentiel qui nous permette de dis·
tinguer les embryons de Loa de la Filaire diurne.

On n'a que rarement trouvé des embryons dans le sang d'individus porteurs de Loa, mais le cas s'est présenté deux fois au
moins, et dans ces deux cas c'est à la Filaire diurne que l'on a eu
affaire. La première observation est celle de Manson ; un des
malades sur lesquels il a décrit les premières Filaires diurnes
était un Nègre du Congo qui avait souffert de Loa quelques années
avant d'être examiné. Depuis lors Annett, Dutton, Elliott dans le
Bas-Niger ont trouvé des embryons effilés, engaînés et à périodicité diurne chez un enfant de l'œil duquel une Loa avait été
extraite (1).

Un fait bien plus démonstratif est le suivant : dans deux cas où
l'on a recherché la forme adulte de la *F. diurna*, c'est la *F. loa* que
l'on a rencontrée. En 1903, Brumpt, autopsiant un individu porteur
de *F. Bourgi* (*F. diurna*), trouva sur le cœur 5 Vers dont 4
enkystés et calcifiés, le cinquième étant une femelle encore
vivante dont il put identifier les embryons avec ceux qu'il avait
observés dans le sang. De retour en France il constata que cet
échantillon, dont malheureusement les extrémités manquaient,
n'était autre qu'une *F. loa* : les diamètres, l'épaisseur de la cuticule
et les bosselures caractéristiques l'indiquaient suffisamment. —
Nous avons, cet hiver, observé un cas semblable, et notre identification a pu porter sur un grand nombre d'échantillons intacts.
Le Nègre Salomon, mort à l'hôpital d'Auteuil de la maladie du
sommeil en janvier 1904, était porteur de *F. diurna* et de *F. perstans*. Dans l'espoir de trouver la forme adulte de l'une ou l'autre de
ces Filaires, le professeur Würtz entreprit une patiente dissection,

(1) Peut-être peut-on rapprocher de ces cas les deux observations suivantes.
Une, rapportée par Prout, concernant un Blanc chez lequel il a extrait deux Loa ;
il a trouvé dans le sang des embryons mesurant 300 µ. 3-4 (?) il ne parle ni de
leur gaîne, ni de leur périodicité, mais il décrit les 4 taches embryonnaires et
donne la queue pour moins effilée que celle de la *F. nocturna*, ce qui tient peut-
être à ce que la pointe était repliée sur elle-même, comme cela s'observe fréquemment chez la *F. diurna*. — L'autre cas est rapporté par Texier ; cet auteur a observé au Congo un individu atteint de tumeurs molles, indolentes
donnant une sensation de lipome, apparaissant tous les deux ou trois mois sous
le bras et l'avant-bras, et qui pourraient bien avoir été déterminées par la *F. loa* ;
cet individu était porteur de Filaires diurnes.

qui lui permit d'isoler deux adultes dans le tissu cellulaire sous-cutané du bras. Nous avons retiré à sa suite plus de trente échantillons semblables. Ce sont tous des *F. loa*, mâles et femelles. Les embryons contenus dans l'utérus sont, à part une légère différence de taille, superposables à la *F. diurna* examinée dans le sang (v. p. 75).

Il semble maintenant qu'il soit difficile de douter de la réalité du fait avancé par Manson : la forme adulte de la Filaire diurne ne peut être que la Loa.

Mais deux objections viennent naturellement à l'esprit : comment, dans ce cas, tout individu atteint de Filaire diurne n'est-il pas porteur de Loa, et inversement comment tout porteur de Loa n'est-il pas atteint de Filaire diurne ?

La réponse à la première de ces objections est aisée. La Loa, nous l'avons vu, n'est pas un parasite de l'œil, mais voyage dans le tissu conjonctif sous-cutané de tout le corps et ne se montre qu'à titre purement accidentel sous la conjonctive. Ce tégument seul étant transparent, c'est en ce point seulement que la Filaire est visible et facilement décelée. De ce que personne ne se montre aux fenêtres d'une habitation, il ne s'ensuit pas que personne n'y demeure. De même bien des individus sont porteurs de Loa, chez qui l'on n'a jamais vu le parasite, il est même probable que c'est la majorité des cas. Brumpt a pu traverser tout le bassin du Congo, où la Loa est connue, sans *voir* une seule fois le parasite. Comme, d'autre part, celui-ci ne manifeste sa présence dans les autres points du corps que par des troubles passagers et légers, que les œdèmes et prurits locaux et fugaces qu'il détermine sont des accidents constants chez les indigènes, qui sont atteints de dermatoses multiples et ne peuvent les rattacher à leur véritable cause, là encore il passe inaperçu des patients, et souvent même des médecins. Notre cas est à cet égard très instructif, puisque chez Salomon, qui hébergeait un grand nombre d'adultes et ignorait qu'il fut atteint de *F. loa*, il ne nous fut pas possible d'en isoler une seule, ni au niveau du cou, ni même au niveau de la face.

Pourquoi, d'autre part, un individu atteint de Loa n'est-il pas toujours porteur de Filaire diurne ? Mettons tout de suite hors de cause les cas nombreux où les échantillons extraits sont soit des mâles, soit des femelles non parvenues à maturité ou non fécondées (1). Pour les autres, ceux où les échantillons extraits sont des femelles mûres, nous savons qu'un seul adulte ne suffit pas à envoyer dans la circulation une quantité d'embryons assez considérable pour que leur présence puisse y être décelée, mais qu'un nombre minimum, que nous ne connaissons pas, est nécessaire. Nous l'avons vu pour la Filaire de Bancroft ; pour la *F. perstans*, Brumpt a trouvé des centaines d'adultes chez une femme qui ne présentait que 8 à 10 embryons par préparation du sang. De même chez Salomon, qui abritait un nombre appréciable d'adultes, la Filaire diurne n'a été observée qu'exceptionnellement, malgré la quantité considérable de frottis de sang qui ont été faits. En résumé, lorsque la Filaire diurne n'a pas été observée c'est que les adultes de Loa étaient ou trop jeunes, ou trop peu nombreux : un porteur de Loa peut n'être que candidat à la Filaire diurne.

Pour toutes ces raisons, nous pensons que l'identité de la *F. loa* et de la *F. diurna*, la première représentant la forme adulte, la seconde la forme embryonnaire, est aujourd'hui suffisamment établie.

(1) Nous savons en effet que les Loa retirées de l'œil sont souvent jeunes ; beaucoup de spécimens décrits, relativement petits, ne sont manifestement développés qu'à demi. Il est probable que plus la Filaire est jeune, plus elle est active et souple, et plus elle se montre facilement sous la conjonctive ; par la suite elle tend à se fixer. C'est précisément ce qui explique sa fréquence chez les enfants, comparée à celle des autres Filaires. Pour celles-ci, en effet, les embryons ne pouvant être vus dans le sang que lorsque les formes adultes ont eu le temps d'atteindre leur complet développement en nombre suffisant, il est rare que l'on puisse déceler leur présence chez les jeunes sujets.

Chapitre V

FILARIA PERSTANS

Manson, 1891.

Synonymies. — *F. sanguinis hominis minor* Manson, 1891. — *F. sanguinis hominis perstans* Manson, 1891. — *F. Ozzardi* Manson, 1897 (variété tronquée).

La *F. perstans* a été signalée et décrite pour la première fois à l'état de Microfilaire, en 1892 par Manson, qui la trouva dans le sang de Nègres originaires du Congo et lui donna le nom de *F. sanguinis hominis minor* (par opposition avec la *F. sanguinis hominis major* ou *F. diurna*), puis de *F. sanguinis hominis perstans*, puis enfin de *F. perstans* : c'est cette dernière appellation qui, en tant que binominale, lui est restée. Manson ayant primitivement pensé que ce parasite serait l'agent de la maladie du sommeil, cette espèce a attiré plus spécialement l'attention des observateurs et elle nous est aujourd'hui assez bien connue. Plus récemment ce même auteur a pu identifier avec elle la variété tronquée de la *F. Ozzardi*, observée dans la Guyane anglaise, en comparant respectivement les formes adultes et les formes embryonnaires.

Forme adulte. — Les premiers adultes de *F. perstans* furent trouvés par Daniels en Guyane chez des individus porteurs de *F. Ozzardi*, variété tronquée. Manson en a isolé depuis, à Londres, chez des natifs du bassin du Congo ; enfin Brumpt en a rapporté un grand nombre de la même région, mais il ne les pas encore décrits.

On les trouve distribués par petits groupes, ou plus rarement seuls, en différents points du tissu conjonctif ou adipeux profond dans le mésentère, principalement à sa base, autour du pancréas, dans la graisse sous-péricardique, derrière l'aorte abdominale, dans les capsules surrénales, etc. — Ils vivent là libres et non enkystés.

C'est un Ver plus petit que la Filaire de Bancroft et beaucoup plus ténu, aussi est-il fort difficile à trouver parmi les fibres conjonctives du mésentère. — C'est en tendant le voile mésentérique et en l'examinant par transparence, que l'on a le plus de chances d'apercevoir le contour et les deux extrémités qui distinguent le parasite des fibres blanchâtres dont est formée la trame de cet organe. — Le corps est cylindrique, uniforme et lisse, s'amincissant vers l'extrémité postérieure. Il est constitué par une enveloppe musculo-cutanée non striée renfermant tous les viscères.

Femelle. — La femelle mesure 70-80^{mm} de long sur 0,120 de large (Daniels). Elle est donc proportionnellement très mince, sa largeur étant, de moitié environ, moindre que celle de la Filaire de Bancroft. Sa tête est ronde, en forme de massue, inerme ; sur spécimen vivant, elle présente des mouvements d'allongement ou de rétraction qui modifient sa physionomie. Le cou est plus long que chez la Filaire de Bancroft, l'amincissement de l'extrémité céphalique à ce niveau étant plus graduel. La queue est recourbée à partir de 0,30 à 0,40 de l'extrémité postérieure, et se termine par deux formations cuticulaires de forme triangulaire, qui lui donnent une apparence bifide ou mitrée caractéristique.

La bouche, simple, est petite ; le tube digestif ne laisse voir aucune différenciation appréciable entre l'œsophage et l'intestin ; celui-ci aboutit à l'anus au sommet d'une petite papille à 0,145 de l'extrémité caudale. Deux utérus occupent la presque totalité du corps ; ils sont remplis d'œufs et d'embryons à différents stades de développement. Les embryons s'y présentent déjà tels qu'ils seront dans le sang : l'extrémité postérieure tronquée et privée de gaîne. Les deux tubes utérins s'ouvrent dans le vagin qui, d'abord contourné, va bientôt se redressant et s'amincissant pour s'ouvrir à 0,60 de l'extrémité antérieure.

Le premier échantillon de femelle de *F. perstans* africaine trouvé par Manson mesurait 60^{mm} sur 0,170, il était remarquable par la longueur et la minceur du cou, le diamètre antérieur du corps ne s'accroissant pas jusqu'à la vulve, située à 0,90 de l'extrémité céphalique, ainsi que par la forte incurvation de la queue (1).

Mâle. — Le mâle se rencontre plus rarement : il mesure 45^{mm} de long sur 0,060 de large (Daniels) (2). La tête et le cou sont semblables à ceux de la femelle. L'extrémité postérieure est en général difficile à observer en raison de son enroulement. Daniels a vu un grand spicule avec deux petites papilles de chaque côté de son point d'émergence à 0,09 de l'extrémité caudale. Sa partie saillante mesurait 0,16, sa partie interne, pouvant être suivie sur une longueur de 0,060 dans l'intérieur du corps, se terminait par une expansion

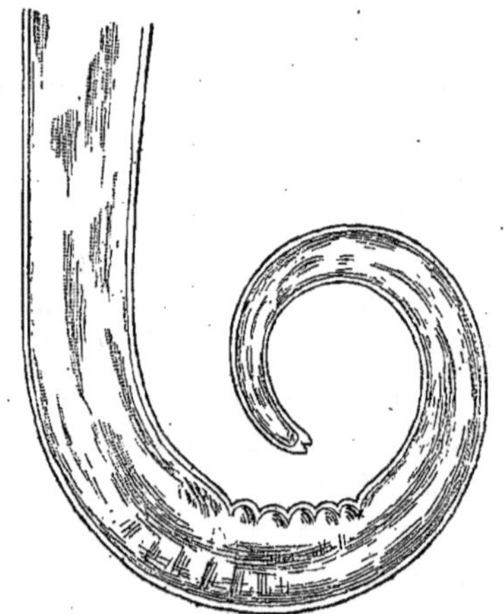

Fig 12. — Extrémité postérieure de *F. perstans* mâle.

en forme de trompette, avec laquelle semblait se continuer un tube séminal : ces deux parties étaient moins nettement distinctes que chez la Filaire de Bancroft. Low décrit deux spicules inégaux et saillants, ainsi que 4 paires de papilles pré-anales et une paire post-anale ; mais ces papilles sont extrêmement petites et leur distribution est douteuse. La queue, brusquement incurvée, se termine par un prolongement cuticulaire double semblable à celui de la femelle.

(1) Lettre de Manson au professeur R. Blanchard, février 1899. — Deux échantillons de Feldmann trouvés à Bukoba mesuraient respectivement 58/0,110 et 65/0,140. Ils présentaient la même terminaison bifide de la queue.
(2) 42/0,080 (Feldmann).

MENSURATIONS DONNÉES PAR LOW :

	FEMELLE	MALE
Longueur	50^{mm}	34^{mm}
Largeur maxima	0,160	0,104
Diamètre de la tête	0,080	0,064
» du cou	0,072	0,054
Distance de la vulve à l'extrémité antérieure	1,22	—
Distance du commencement de l'utérus à l'extrémité antérieure	1,60	—
Distance de la fin de l'utérus à l'extrémité postérieure	0,600	—
Distance de l'anus à l'extrémité postérieure	0,160	0,120
Papilles anales	Une petite papille anale.	4 paires pré-anales
Terminaison de la queue	Cuticule épaissie, en forme de deux appendices triangulaires.	1 paire post-anale Idem.

EMBRYONS. — L'embryon, vu en préparation fraîche à l'état vivant, se présente sous l'aspect d'un Vermisseau très actif, transparent et homogène, mais moins réfringent et beaucoup plus petit que les Filaires nocturne et diurne. Il mesure en moyenne $200\,\mu$ de long sur $5\,\mu$ de large (1), mais il est difficile d'en donner des mensurations exactes, car il possède à un degré remarquable la propriété de s'allonger et de se rétracter. Toutefois, lorsqu'on rencontre sur une même lame côte à côte des embryons de *F. diurna* et des embryons de *F. perstans*, ce qui arrive fréquemment, jamais les plus grands spécimens de *F. perstans* n'approchent des plus petits de la Filaire diurne.

(1) Mesures extrêmes : Longueur maxima : 230 (Feldmann).
      »   minima : 90 (Firket).
     Largeur maxima : 7 (Firket).
      »   minima : 4,2 (Low).
Voir plus loin variétés grande et petite.

On peut observer chez cet embryon des mouvements particuliers de l'extrémité antérieure, qui semble se retirer soudain en arrière et se raccourcir, comme par l'effet d'une contraction musculaire, puis reprendre subitement sa forme première par le fait de sa propre élasticité. De plus, on remarque à un fort grossissement un petit dard terminal animé d'un mouvement très rapide et constant de projection et de rétraction, beaucoup plus facile à voir que celui de la Filaire nocturne. Il peut être projeté jusqu'à une distance égale à la moitié du diamètre de la tête ; si l'animal tourne la tête du côté de l'observateur, cet organe apparaît comme une petite tache noire circulaire. Quelques auteurs (van Campenhout, Low, Feldmann) décrivent un prépuce armé de crochets, semblable à celui de la Microfilaire de Bancroft, mais Manson ne l'a jamais observé. (V. p. 28, fig. 5).

L'embryon de *F. perstans* s'amincit dans ses deux tiers postérieurs jusqu'à l'extrémité caudale, mais, contrairement aux Microfilaires que nous avons décrites jusqu'ici, cette extrémité n'est pas effilée (*sharp tailed*), elle est brusquement arrondie comme celle d'une Filaire nocturne dont on aurait coupé la pointe. Cette extrémité tronquée (*blunt tailed*) est caractéristique de la *F. perstans*.

Un autre caractère qui la distingue des Filaires nocturne et diurne est son absence de gaîne : elle est nue. En conséquence, si elle frétille comme celles-ci, elle est de plus animée par moments de mouvements rapides de translation, et s'échappe constamment du champ du microscope, ce qui rend son observation difficile (1). Elle se fraye un chemin parmi les globules, entraînant avec elle les filaments de fibrine qu'elle heurte de front. Parfois elle s'embarrasse dans ces filaments, si bien qu'elle y semble prise comme dans un filet. Elle est arrêtée alors dans sa marche, et son extrémité postérieure se débat violemment, tournant autour du point resserré par le réseau de fibrine ; il semble parfois qu'elle soit tout à fait décapitée.

Sur préparation sèche et colorée, la cuticule apparaît très finement striée. Sous-jacents à cette cuticule on peut parfois distinguer des noyaux semblables à ceux décrits par Fedtshenko chez

(1) Pour van Campenhout, au contraire, elle ne serait pas animée de mouvements de translation coordonnés, et n'obéirait qu'aux courants du sang. Jamais il ne l'a vue sortir d'un champ microscopique de 80 diamètres.

la larve de *F. medinensis* (van Campenhout). La structure interne est constituée par des cellules dont les noyaux très chromophiles, de dimensions variables et allongés suivant l'axe de l'animal se montrent disposés en série ; parfois, plus spécialement à la partie antérieure, en deux rangées sur une longueur inconstante, ils semblent délimiter un canal central. Par endroits, soit par le fait de leur écartement, constituant une sorte de dilatation de ce canal central, soit par le fait d'une solution de continuité complète dans la colonne des noyaux, on observe des taches claires de dimensions et de formes variables. A l'extrémité postérieure les noyaux ne sont généralement plus disposés que sur une seule rangée ; le dernier, plus gros, a son grand axe dirigé transversalement, ce qui contribue à donner à la queue son aspect tronqué.

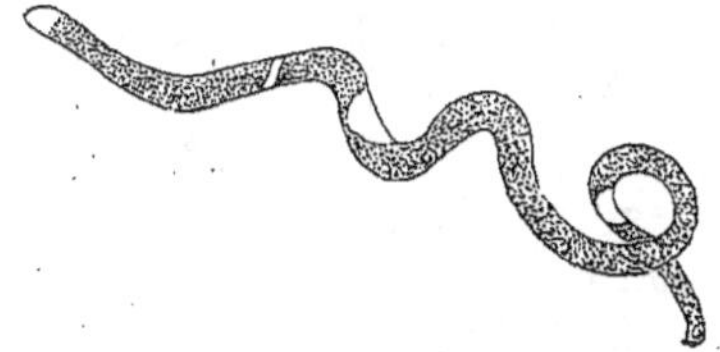

Fig. 13. — Embryon de *F. perstans* (d'après un échantillon prêté par le Dr Brumpt). — Dimensions : 144/4 µ. — Outre l'espace clair antérieur correspondant à la tête, trois taches embryonnaires sont bien visibles : 1° à 34 µ de l'extrémité antérieure ; — 2° à 49 µ (*V. spot*) ; — 3° à 125 µ (tache caudale).

Le nombre et la répartition des taches claires semblent être analogues à ce que l'on observe chez la Filaire nocturne ; toutefois ces taches ont été moins bien étudiées que chez celle-ci ; il est, par suite, plus difficile encore d'en donner une description d'ensemble invariable. La tache en V ou tache bilobée est constante à la partie antérieure (Manson, van Campenhout) ; d'après Low son angle serait plus obtus que chez la Filaire nocturne (1).

(1) Au niveau de cette tache bilobée, van Campenhout décrit comme inconstante une solution de continuité de la cuticule, véritable stomate, par où s'échappe une matière d'aspect nuageux, sans structure spéciale. Dans la même région, sur des échantillons prélevés sur un natif du Bas-Niger, Annett, Dutton, Elliot signalent comme constante une petite baie latérale à 32,4 0/0 de la longueur totale de l'animal. Feldmann décrit une tache semblable à une cavité sacciforme communiquant avec l'extérieur par une petite ouverture.

Une interruption de la colonne cellulaire, antérieure à la position de cette tache en V est signalée par Low et par Feldmann ; Firket la décrit comme une simple ligne claire coupant cette colonne obliquement. La tache caudale paraît de même constante (Manson, Firket). Il faut ajouter que, les premiers noyaux ne commençant qu'à une petite distance de l'extrémité antérieure de l'animal, on observe à ce niveau une première zone claire (van Campenhout).

Annett, Dutton, Elliott, d'après leurs observations personnelles, donnent comme suit la distribution des taches embryonnaires, en pourcentant par rapport à la longueur totale de l'animal :

1° Bande étroite, irrégulière, à 26,4 de la longueur totale. Presque constante.

2. Bande étroite irrégulière à 36. Inconstante.

3. La tache la plus large, mais non constante, constituée par un espace irrégulier transversal à 63,2.

4. Point central brillant, très inconstant à 83,2.

Variétés grande et petite. — Firket, en 1895, examinant le sang de Nègres originaires du Congo belge, fut frappé d'observer de grands écarts entre les dimensions des différents spécimens de *F. perstans* rencontrés chez ces individus ; ces écarts étaient assez sensibles pour qu'il crût pouvoir les ramener tous à deux types :

Un type long, mesurant 160 — 180 μ

Un type court, mesurant 90 — 100 μ

Sur un grand nombre de préparations, prélevées sur 30 sujets filarisés il ne trouva que trois fois des embryons de tailles intermédiaires à ces deux types. Souvent ces deux variétés se rencontraient simultanément sur une même lame ; dans un cas, Firket put voir un spécimen mesurant 230 μ de long sur 7 μ de large, qui semblait véritablement géant à côté d'un autre qui ne mesurait pas plus de 90 μ de longueur. La variété longue serait relativement plus mince, la variété courte plus trapue, moins élégante, à granulations plus confuses.

Le même fait a été observé par van Campenhout au laboratoire de Léopoldville. Il a toujours vu la petite variété associée à la grande, mais elle est plus rare. Il lui donne pour dimensions 100-120 μ de long sur une largeur de 5 μ.

De même Hodges, dans l'Ouganda, a pu distinguer ces deux variétés : la grande, sur lame peu colorée, est brillante, réfringente et prenant faiblement la couleur ; sur lame fortement colorée, elle ne prend le colorant que dans son axe, les parties périphériques restant claires ; — la petite variété d'autre part, à faible coloration est moins réfringente et plus colorée que la grande ; mais, à forte coloration, contrairement à celle-ci, elle se colore entièrement et uniformément. A l'inverse de van Campenhout, Hodges a rencontré la grande *F. perstans* plus fréquemment que la petite ; il l'a vue quelquefois seule, mais généralement associée à celle-ci.

Enfin Brumpt a observé à plusieurs reprises (une fois sur dix environ) la petite variété sur les quelque six cents porteurs de *F. perstans* qu'il a eu l'occasion d'examiner dans le bassin du Congo (1).

L'explication de ces différences de taille est difficile à donner. S'agit-il là de variations individuelles ? Ne sont-ce que des embryons à des âges différents, où ceux de la petite variété représenteraient-ils pour ainsi dire des prématurés ? La rareté des formes intermédiaires ne rend pas la chose vraisemblable. A l'appui de la seconde hypothèse, Firket mentionne bien le fait que chez un même individu, examiné à trois mois de distance, il a rencontré une première fois la variété courte, une seconde fois la variété longue. Mais un accroissement de taille aussi considérable n'a jamais été observé chez les autres espèces de Filaires, pas même chez la *F. Demarquagi* qui, comme la *F. perstans*, est privée de gaîne. Manson, au vu des préparations de Firket, croit qu'il ne s'agit là que de variations dans le degré de relâchement ou de rétraction qui précède la mort : mais l'on devrait, s'il en était ainsi, observer un accroissement proportionnel des diamètres de l'animal, et Firket est seul à avoir signalé que ce soit en quelque mesure le cas.

. (1) Prout (J. of. Trop. Med.. p. 317, 1902) décrit comme suit une petite Filaire qu'il a rencontrée à deux reprises à Sierra-Leone : 112 μ de long sur 2-3 (?) Tête arrondie et queue tronquée. Bande linéaire claire au 1/4 antérieur ; tache claire un peu en arrière ; tache claire irrégulière aux deux tiers de la longueur ; marque linéaire près de la queue. — Il la donne comme voisine de la *F. Ozzardi*, variété tronquée, que Manson a identifiée avec la *F. perstans*. Toutefois il incline à y voir une espèce distincte, vu sa très petite taille. Il paraît évident qu'il ne s'agit là que d'une petite *F. perstans* ; Firket en a vu de plus courtes (90 μ).

Toute conclusion serait donc prématurée et, jusqu'à plus ample informé, il est prudent de ne distinguer ces deux variétés que pour le classement des observations, sans rien préjuger de leurs droits à l'individualité.

Périodicité. — La *F. perstans* se trouve dans la circulation périphérique à toute heure du jour ou de la nuit; elle ne présente pas de périodicité, d'où son nom. Quelques auteurs la considèrent comme plus abondante de jour que de nuit. On observe d'heure en heure, ou de jour en jour, quelques variations dans le nombre des embryons, mais ces variations ne présentent aucune régularité, et l'on ne connaît aucun facteur susceptible de les déterminer; elles sont indépendantes de l'état de veille ou de sommeil et semblent ne tenir qu'aux hasards de l'examen (1). Nous avons vu que cette absence de périodicité serait due, selon von Linstow, aux petites dimensions de l'embryon, qui pourrait circuler librement dans les capillaires périphériques, quelle que soit la tonicité de leurs parois.

On peut rencontrer des *F. perstans* en grande abondance sur une même lame de sang, parfois des centaines, comme pour la Filaire nocturne, quoique plus rarement. Toutefois ce n'est pas dans la circulation périphérique qu'elles demeurent principalement. Low, grâce à deux autopsies d'individus morts, l'un à deux heures, l'autre à six heures de l'après-midi, a pu s'assurer que le plus grand nombre des embryons se rencontre dans les gros vaisseaux : aorte, carotide, veine cave, dans les deux ventricules et dans le poumon; il les a trouvés plus rarement dans le foie ou le pancréas, mais jamais dans la rate.

La *F. perstans* est souvent associée chez un même individu soit à la Filaire nocturne, soit plus souvent à la Filaire diurne (Ouest Africain), où à la *F. Ozzardi* (Guyane anglaise).

Pathologie. — On ne connaît actuellement à la *F. perstans* aucun rôle pathogène. Il est possible qu'elle n'en joue aucun, puisqu'elle

---

(1) Chez des malades atteints de la maladie du sommeil, Hodges a vu disparaître les embryons du sang périphérique au moment du coma final.

paraît demeurer principalement, non dans les lymphatiques comme la Filaire de Bancroft, mais dans le tissu conjonctif profond qui unit les viscères, ou dans les masses adipeuses qui les recouvrent, où elle doit être bien tolérée. Nous n'avons donc aucune raison de penser qu'elle puisse être la cause de l'éléphantiasis dans des régions d'où la Filaire nocturne est absente, telles que l'Ouganda. Le processus pathogénique serait moins facile à expliquer que pour la Filaire de Bancroft. — De plus, dans quelques régions, la presque totalité de la population en est atteinte, et souvent à un fort degré, sans que l'on ait pu déterminer aucune manifestation pathologique spéciale qui semble s'y rapporter ; il faut donc croire que si ces manifestations existent, elles sont du moins très exceptionnelles.

Manson a émis primitivement l'hypothèse que la *F. perstans* pourrait être l'agent de la maladie du sommeil ; il se basait sur la coïncidence fréquente des deux affections chez un même individu, et sur leurs distributions géographiques qui concordent en bien des points. La maladie du sommeil faisant des progrès inquiétants, une commission médicale anglaise fut envoyée dans l'Ouganda pour éclairer la question ; elle nous a appris qu'il n'y a là qu'un rapport de coïncidence, le véritable agent de cette maladie étant, ainsi que l'ont montré les recherches de Castellani, un Protozoaire flagellé, le *Trypanosoma gambiense*. En ce qui concerne la *F. perstans* cette commission nous a du moins rapporté d'intéressants détails sur sa répartition dans la région et sur les facteurs qui semblent l'influencer.

Évolution. — Nous ne savons que peu de choses de l'évolution de la *F. perstans*, et les recherches entreprises à ce sujet n'ont pas donné grand résultat. Nous en sommes donc encore réduits à des hypothèses.

Il était naturel de penser tout d'abord au passage de cette Filaire dans le corps de quelque Moustique. Les recherches de Hodges sur ce point sont peu démonstratives. Cet auteur a examiné un certain nombre de Moustiques du Busoga et des régions voisines (Ouganda) nourris sur des sujets filarisés. Ses résultats sont les suivants :

Panoplites (*africanus* Theobald?) : Examen de 9 spécimens. — Une ou deux formes larvaires observées dans le thorax au 3ᵉ jour, vivantes et mobiles dans un cas. — Au 4ᵉ jour rien. — 48 heures après le repas on trouve encore des Filaires vivantes dans l'estomac.

Stegomyia fasciata Theobald : Examen de 2 spécimens. — Au 3ᵐᵉ jour quelques Filaires encore vivantes dans l'estomac ; une Filaire altérée dans le thorax.

Anopheles costalis : 2 spécimens examinés. — Au 2ᵐᵉ et au 3ᵐᵉ jours quelques Filaires dans l'estomac, parfois encore vivantes après 48 heures.

Stegomyia sugens Theobald : 2 spécimens examinés. — Même résultat que ci-dessus, ainsi que pour un grand *Culex* jaune et noir non spécifié.

Résultats entièrement *négatifs* pour :

Anopheles funestus, un spécimen examiné au 6ᵐᵉ jour.

Anopheles paludis (Theobald), un spécimen examiné au 4ᵐᵉ jour.

Ainsi que pour un petit *Culex* brun non spécifié, examiné au 4ᵐᵉ jour.

Il importe de tenir compte du fait que Hodges, muni d'un matériel restreint, n'a pu recourir qu'à des dilacérations grossières ; la *F. perstans* étant très petite est beaucoup plus difficile à déceler dans le tissu musculaire du Moustique que la Filaire nocturne. Il semble bien que la vitalité des embryons de *F. perstans* soit remarquable chez les Panoplites, qui, nous le savons par les expériences de Daniels, se prêtent à l'évolution complète de la Filaire de Bancroft dans le Centre Africain. Ce Panoplite, qui n'a pas encore été spécifié, est le Moustique le plus répandu dans toute l'aire infectée de l'Ouganda, principalement pendant la saison sèche.

Low a entrepris des recherches semblables sur les Moustiques des forêts de l'intérieur de la Guyane anglaise, en examinant des échantillons, soit recueillis dans des cases infectées, soit élevées depuis l'état larvaire et nourris sur des sujets filarisés. Il a trouvé dans un cas deux larves au stade « saucisse » dans les muscles du thorax du *Tæniorhynchus fuscopennnatus* (Theobald) ; celles-ci cependant ne se sont jamais développées davantage et ont disparu postérieurement. C'est là son seul résultat positif, mais il est à retenir, puisque c'est la forme la plus avancée que l'on ait observée jusqu'ici. Avec les espèces suivantes de Moustiques, ou en général d'Insectes, il n'a obtenu que des résultats négatifs :

Stethomyia nimbus, Anopheles argyrotarsis, Culex fatigans, C. atratus, Janthinosoma musica, C. viridus, C. luteolateralis, C. quasiyelidus, A. costalis, A. funestus, Panoplites africanus vel, uniformis, Uranotaenia caeruleocephala, Pulex irritans, P. penetrans (Chique), *Pediculus capitis, P. vestimentorum.*

Brumpt, au Congo, a fait piquer des porteurs de *F. perstans* par des *Culex* et des *Anopheles*. Des dissections sommaires ne lui ont pas permis de trouver des larves ; mais il a rapporté des échantillons fixés à la glycérine qui sont encore à voir.

Faut-il chercher hors des Culicides chez quelque autre Insecte ? Brumpt a pensé à la *Glossina palpalis*, la fameuse Mouche Tsé-Tsé, qui transmet probablement la maladie du sommeil, et sévit en Afrique dans les régions à *F. perstans* ; des dilacérations rapides de quelques-unes de ces Mouches nourries sur des sujets filarisés ne lui ont pas donné de résultat.

Christy, dans l'Ouganda, n'a pas trouvé d'espèce dominante de Moustiques dans les zones à *F. perstans* ; mais il a d'autre part remarqué que celle-ci ne sévit pas sur les populations entièrement nues, mais seulement sur celles qui portent quelque vêtement, si rudimentaire soit-il, fait de peau ou d'écorce. Il a, par suite, naturellement pensé que les Puces ou les Poux qui s'abritent dans ces vêtements peuvent servir d'hôtes intermédiaires. En effet, dans telle région (Kavirondo) où la *F. perstans* est relativement rare, la population nue est épargnée par ces parasites de corps, tandis qu'elle en est infestée dans les régions voisines où cette Filaire est très commune.

Plus récemment, Christy a incriminé une Tique très répandue dans l'Ouganda que l'on retrouve dans l'Afrique centrale allemande d'une part, et jusque sur le Haut-Nil à Wadelaï d'autre part. Sa distribution est semblable et proportionnelle à celle de la *F. perstans*. Ce parasite, appelé Bibo par les indigènes, est un Acarien classé sous le nom de *Ornithodorus moubata*. Christy pense qu'il transmet la *F. perstans* et que la *Tick fever* correspond aux prodromes de cette infection. Il donne, à l'appui de son hypothèse, une observation qui n'est pas très probante, mais il poursuit ses recherches.

Enfin peut-être faisons-nous fausse route ; peut-être, contrairement à la Filaire nocturne, la *F. perstans* gagne-t-elle l'extérieur
sans secours étranger ? C'était la première idée de Manson (1891).
Remarquant la petite taille de cet animal, l'extensibilité remarquable de son corps, sa vivacité, sa queue mousse pouvant lui
servir de point d'appui, et l'absence de gaine pour le museler, il le
jugeait particulièrement apte à se frayer un chemin au travers des
tissus. L'embryon s'échapperait de l'organisme par ses seuls
moyens, pour tomber dans l'eau, ou dans quelque lieu humide, où il
atteindrait son état larvaire, soit librement, soit en passant par le
corps de quelque animal aquatique ; puis il retournerait chez
l'Homme par la voie digestive. Manson se demandait de plus si les
parasites décrits par O'Neill, puis par Nielly, dans des vésicules de
craw-craw, ressemblant à des Filaires de grandes tailles et de différenciation avancée, ne seraient pas précisément des embryons de
F. perstans en voie d'évolution sous l'épiderme, et attendant là d'être
suffisamment développés pour que, mis en liberté par le grattage,
ils puissent vivre indépendants dans le monde extérieur. Il s'appuyait en outre sur la fréquence de ces lésions de craw-craw chez
les individus atteints de maladie du sommeil. Mais, depuis quelques années, nos notions ont changé sur l'étiologie de la maladie du
sommeil, ainsi que sur les relations du craw-craw et de la filariose (1), et cette hypothèse a perdu sa principale assise. Quelque
séduisante qu'elle soit, elle n'a plus guère aujourd'hui qu'un intérêt historique et nous ne pensons pas que Manson y soit encore
attaché.

En résumé, bien que les résultats des recherches chez le Moustique soient encore très incomplets, c'est encore de ce côté qu'il
faut probablement diriger tout d'abord nos investigations. Ces
résultats ne sont pas entièrement négatifs : nous avons vu que
Low a pu observer des larves au stade saucisse chez une espèce
américaine. De plus, toutes ces recherches ayant été poursuivies
sur place avec un matériel défectueux, il faut attendre que l'on
ait pu examiner dans les laboratoires de nos Métropoles des préparations adressées des régions où sévit la *F. perstans*, comme cela a
été fait pour la Filaire nocturne.

(1) Voir : Bennett, in J. of Trop. Med., p. 65, 1901. — Brault, Ann. de Derm.
et de Syphil., p. 226-29, 1899.

7

Quel que soit le mode d'infection, la *F. perstans* parvenue chez l'Homme s'accroît lentement. La Microfilaire est rare chez les enfants au-dessous de 7 ans, et de plus en plus rare à mesure que l'on se rapproche de la naissance ; toutefois elle a été vue plusieurs fois entre 1 an 1/2 et 2 ans 1/2, et une fois au-dessous d'un an (Hodges). Elle peut donc atteindre sa maturité en l'espace de moins d'une année. Elle vit certainement longtemps : Firket l'a observée après 1 an 1/2, et même après 6 ans de séjour en Europe : Manson signale un cas semblable.

DISTRIBUTION GÉOGRAPHIQUE. — La *F. perstans* est très répandue et sévit avec une intensité particulière sur une grande partie du Continent Africain. La Côte occidentale d'Afrique avec ses hinterlands et le bassin du Congo constituent son foyer le plus étendu. Sur la côte, elle a été signalée à Sierra-Leone (Prout), au Dahomey (Manson), dans le Bas Niger, où elle se trouve par endroits dans la proportion de 62 0/0 de la population, dans l'hinterland du Lagos (50 0/0 à Ibadan d'après Rice), ainsi qu'au Cameroun (Ziemann). Au Congo, Manson l'a trouvée dans la proportion de 60 0/0. Firket l'a observée dans toute la partie du bassin du fleuve située entre la côte, l'Oubanghi et l'Ouellé au nord, et le Sankourou au sud. Brumpt l'a également rencontrée avec une grande fréquence (47 0/0) dans sa traversée du Congo, principalement dans l'Ouellé.

Si, du Haut-Congo, nous passons sur le versant oriental, nous trouvons un autre foyer d'infection, plus petit, mais plus dense peut-être, dans l'Ouganda. Cette Filaire se rencontre dans toute la partie septentrionale du lac Victoria Nyanza, côte, îles et districts adjacents : dans la proportion de 62 0/0 à Baganda, de 80 0/0 à Mengo, de 80-85 0/0 dans le Busoga et de 86 0/0 dans les îles Sesse, etc. Elle diminue à Kavirondo, où on ne la trouve plus que pour 19 0/0 et disparaît vers l'est (Cook, Hodges) (1). Dans toute cette région, Christy a remarqué que la distribution de la *F. perstans* coïncide avec la présence des bananiers et qu'elle sévit d'autant plus fortement que ceux-ci sont plus abondants (2) ; dans un même

(1) On ne la trouve plus dans le Masailand ni sur la côte de Zanzibar (Manson).

(2) *Bastian*, dans deux articles parus cette année même dans le *Lancet*,

point, les plus misérables sont les plus atteints, les femmes plus
que les hommes, et les Blancs sont épargnés. Au nord du Bukedi,
elle commence à s'associer à la Filaire diurne, en même temps que
les Moustiques commencent à sévir plus cruellement. Vers le nord-
est elle se rencontre dans la proportion de 76 0/0 à Ounyoro, près
du lac Albert (Low), et s'étend au nord jusque chez les Alars de
Wadelaï sur le Haut-Nil (1), qui sont atteints dans la proportion
de 8,4 0/0. — Dans l'Afrique centrale anglaise, Daniels a signalé

s'est emparé de cette observation de Christy pour en tirer des conclusions inat-
tendues.

Il a décrit en 1865 certains Nématodes du genre *Tylenchus* (Anguillulides),
vivant dans les nodosités des racines de quelques végétaux comestibles, et
Bancroft en 1879 a trouvé des Vers appartenant au même genre dans les racines
de bananiers du Queensland. Or, ayant observé à l'extrémité antérieure du *Tylenchus* adulte un petit organe exertile en forme de lance qui lui rappelle le
dard décrit par Manson chez l'embryon de *F. perstans*, et qu'il considère comme
spécial à ce genre ou à quelques genres voisins, il suppose que la *F. perstans* ne
serait qu'une espèce de *Tylenchus* avalé par l'Homme avec la banane et développé chez lui à titre de parasite purement accidentel. Le parasite adulte serait
simplement égaré dans le tissu conjonctif de l'Homme, et ses embryons égarés
dans le sang où ils n'auraient à attendre aucune chance d'évolution. Cette inoculation par la voie digestive serait analogue à celle de la Trichine, ou selon lui,
de la Filaire de Médine. Il serait donc inutile de chercher à la *F. perstans* un
hôte intermédiaire, dont l'auteur rejette la nécessité dans le cas particulier, et
dont il est porté à nier la nécessité pour la Filaire nocturne : il considère en effet
que les larves observées dans les muscles du Moustique ne représentent qu'une
forme d'évolution morbide de l'embryon.

Cette conclusion, tirée d'un point de ressemblance entre l'embryon d'une espèce et l'adulte d'une autre espèce, est au moins étrange. La *F. perstans* adulte
nous est connue, et ne présente aucun rapport avec le *Tylenchus* adulte, tel que
nous le décrit Bastian et tel qu'il le figure. De plus, Low fait remarquer avec
raison que le bananier est absent de la Guyane anglaise où sévit la *F. perstans*,
et d'autre part fort répandu aux Antilles et en d'autres points où elle est inconnue. Sa répartition est commandée, non par celle des bananiers, mais par celle
des forêts tropicales aptes à abriter l'hôte intermédiaire favorable. Ces forêts se
rencontrent en effet dans toutes les régions à *F. perstans*. Dans l'Ouganda,
celle-ci disparaît là où la forêt cède la place à la brousse : c'est ce que l'on observe en approchant du Kavirondo. De même en Guyane on ne la trouve plus là
où les zones défrichées et les plantations de canne ont remplacé les forêts de l'intérieur.

Au surplus, ces articles de Bastian sont pleins de contradictions, et l'auteur y
semble ignorer, et l'anatomie de la Filaire adulte et les derniers travaux sur son
développement chez le Moustique. C'est ce qui nous permettra de ne pas insister
davantage sur cet aperçu, que nous n'avons signalé qu'en raison de l'autorité de
son auteur.

(1) Brumpt ne l'a pas trouvée à Doufilé dans le Haut-Nil, ni Balfour dans le
Soudan anglo-égyptien.

un cas entre le lac Nyassa et le lac Tanganyka. Par contre, sur des lames de sang provenant du Zoulouland, du pays des Bassoutos, ou de celui des Hottentots, Manson n'a jamais trouvé de *F. perstans*.

Hors d'Afrique, cette Filaire n'est connue que dans la Guyane anglaise, où elle fut tout d'abord considérée comme une variété tronquée de la Filaire d'Ozzard et décrite comme telle (v. *F. Ozzardi*, p. 105). On ne la trouve que chez les Indiens habitant les forêts de l'intérieur, où elle remplace la Filaire nocturne, qui ne sévit au contraire que sur la côte. Chez ces aborigènes, Low l'a rencontrée 94 fois sur 163 individus examinés, soit 57 %, et dans 38 de ces cas elle était associée à la Filaire effilée d'Ozzard. Il est possible qu'on la trouve dans les Guyanes hollandaise et française, dans les forêts du Vénézuéla ou dans le nord du Brésil. C'est dans les forêts équatoriales, dans les régions chaudes et saturées d'humidité qu'on doit s'attendre à la rencontrer. — Low l'a inutilement cherchée chez des individus originaires des Antilles (Saint-Christophe, Dominique, Sainte-Lucie, les Barbades, Saint-Vincent, Grenade), ainsi qu'à la Trinité.

Il n'y a pas d'immunité de race pour la *F. perstans* ; toutefois les Blancs en sont rarement atteints. Manson ne l'a observée que deux fois chez des Européens dans la région du Congo (1).

(1) Brumpt en a de même observé deux cas chez le Blanc dans la même région. — Ziemann, dans l'Afrique orientale allemande, a trouvé chez le Chimpanzé un embryon que Manson a reconnu être entièrement semblable à celui de la *F. perstans*. Si le fait se confirme, nous aurons là une source précieuse d'expérimentations pour la recherche du mode de transmission de ce parasite.

Chapitre VI

FILARIA DEMARQUAYI

Manson, 1897

Manson a signalé en 1897 une nouvelle espèce de Filaire embryonnaire, qu'il a trouvée dès 1893 sur des échantillons de sang adressés de St-Vincent par le docteur Newsam (1). Il lui a donné, à l'instigation du professeur Blanchard, le nom de *F. Demarquayi*, en l'honneur du chirurgien français Demarquay qui, le premier, a vu un embryon de Filaire chez l'Homme. Elle a été revue depuis par différents auteurs dans quelques îles des Antilles.

Adulte. — La forme adulte de cette Filaire a été trouvée par Galgey dans le mésentère d'un natif de Sainte-Lucie, chez lequel il isola cinq Vers, tous femelles, qui ont été décrits par Ozzard (2) et par Daniels. Le *mâle* est inconnu.

La *femelle* présente l'apparence ordinaire des Filaires adultes, mesurant 65 à 80^{mm} de long sur 0,210 à 0,250 dans sa plus grande largeur. L'extrémité antérieure, de dimensions variables suivant son degré de rétraction ou d'extension, n'a jamais été vue avec l'apparence globuleuse d'une tête complètement rétractée. La bouche, petite, est terminale et inerme, le canal alimentaire à peu près rectiligne, sans différenciation appréciable entre l'œsophage et l'intestin, aboutit à un anus subterminal qui s'ouvre au sommet d'une petite papille à 0,25 de l'extrémité postérieure. Cette extrémité est

______

(1) La Filaire de Demarquay avait déjà été signalée par Blanchard en 1895, dans son article du Traité de pathologie générale, à la suite d'une communication particulière de Manson.

(2) L'échantillon examiné par Ozzard était altéré, d'où peu de précision et beaucoup d'incertitudes dans sa description.

incurvée et diminue rapidement de volume à partir de la papille anale ; elle est coiffée d'un épaississement de la cuticule, quelque peu bosselé, mais ne présentant pas de division nette comme chez la *F. perstans*. Le pore génital unique, mesurant 0,10 de diamètre, s'ouvre près de la tête à 0,76 de l'extrémité antérieure. Le vagin sacciforme conduit sur deux tubes ovariens contenant des œufs et des embryons à différents stades d'évolution. Ces œufs, petits, mesurent 0,021 sur 0,0084.

Embryon. — L'embryon de la Filaire de Demarquay est petit, de dimensions sensiblement égales à celles de la *F. perstans*, soit en moyenne 200 μ de long sur 5 μ de large. Mais, contrairement à celle-ci; sa queue est effilée comme chez la Filaire nocturne ou la Filaire diurne. Cet embryon est nu, non embarrassé dans une gaîne ; il est par suite très actif et circule librement dans le sang d'une préparation. Comme l'embryon de *F. perstans*, il s'allonge et se ramasse sur lui-même, d'où une certaine variabilité dans ses dimensions. L'armature céphalique est formée d'un petit dard rétractile à l'extrémité antérieure de l'animal, visible sur quelques spécimens, et d'un prépuce peu développé, non dentelé comme celui de la Filaire nocturne et plus difficile à voir à cause de la petitesse de l'animal. La tache en V est visible, mais la présence d'une tache caudale n'est pas certaine. Le centre du corps est occupé par un groupe de cellules qui deviennent granuleuses à la mort, et prennent facilement les colorants. Les spécimens colorés sont plus petits et de dimensions variables, vu le ratatinement ; les taches n'y sont pas visibles, mais, sur des échantillons préparés à l'hémalun, on observe une solution de continuité dans la colonne de cellules un peu en avant de la tache en V, semblable à ce qui se voit chez la Filaire nocturne (Low).

Cette Filaire ne présente pas de périodicité : on la trouve indifféremment dans le sang diurne ou nocturne. Galgey, l'ayant souvent vue faire défaut de jour chez des individus qui en présentaient de nuit un grand nombre, est porté à admettre une périodicité occasionnelle. Les embryons sont généralement peu nombreux sur une même lame, quoique il arrive exceptionnellement d'en observer des centaines.

Évolution. — On sait peu de chose de l'hôte intermédiaire de la Filaire de Demarquay. Low et Vincent, à la Trinité, ont trouvé à plusieurs reprises des larves au stade « saucisse », chez des *Stegomyia fasciata* nourris sur des malades infectés. Les autres expériences de Low, entreprises à Sainte-Lucie selon la méthode ordinaire sur : *Anopheles albipes* (Theobald), *Culex taeniatus*, *Culex fatigans*, sont restées négatives, quoique ces deux *Culex* soient très répandus dans cette île. Il faudrait probablement s'adresser à des espèces plus rares, vu le petit nombre et le peu d'extension des foyers de cette Filaire. Dans tous les cas, il semble bien que l'hôte favorable soit un Moustique, car ces foyers sont nettement localisés aux régions marécageuses ou mal défrichées.

Son rôle pathologique est inconnu. A Sainte-Lucie, où cette Filaire est commune, l'éléphantiasis est rare, ainsi que la Filaire nocturne. On s'expliquerait difficilement qu'elle pût provoquer l'éléphantiasis d'après le processus indiqué par Manson, l'adulte vivant dans le mésentère, et ses œufs, fort petits, mesurant en longueur tout juste ce que mesurent ceux de la Filaire nocturne en largeur.

Distribution géographique. — Sa distribution est très restreinte. On ne la rencontre guère qu'aux Antilles, et encore dans un petit nombre d'entre elles.

C'est à Saint-Vincent qu'elle a été vue pour la première fois. Elle est très inégalement répartie suivant les différents points de l'île ; elle n'est pas connue à Kingstown, mais seulement en quelques points de la campagne. A Colloquia, près de la côte, agglomération située dans la brousse sur un sol sablonneux et séparée de la mer par un marécage, on la rencontre dans la proportion de 26,6 %.

De même pour Sainte-Lucie, la proportion générale est de 4,87 %, mais en détaillant on s'aperçoit que sa distribution est limitée à quelques districts. Sur 23 individus reconnus filarisés par Low, 18 étaient originaires de Gros-Islet, ou y avaient vécu. Gros-Islet est un village situé au nord de l'île, sur un terrain sablonneux, entouré de marécages et de broussailles. Deux autres avaient vécu dans des régions voisines. Les trois derniers étaient de Castries, la capitale, ou des environs. Par contre, Soufrière et Vieux-Fort, au sud de l'île, paraissent indemnes.

A Dominique, Low a observé deux cas de Filaire de Demarquay sur 160 individus ; à Roseau, la capitale, il ne l'a pas rencontrée.

Elle a enfin été vue et étudiée à la Trinité, par Low et par Vincent.

Aux Barbades, les recherches de Low, portant sur 600 individus de toutes provenances, de même que celles de Manson à Monserrat et à Saint-Christophe, ont été négatives.

Chose curieuse, à l'autre extrémité du monde, en Nouvelle Guinée, Manson a signalé une petite Filaire embryonnaire à pointe effilée et privée de gaîne, d'apparence identique à la Filaire de Demarquay. Elle a été revue récemment par Seligmann à Delena (Mekeo). Il n'est pas possible d'affirmer qu'il s'agit là de la Filaire de Demarquay tant que les formes adultes n'ont pu être comparées (1).

Les cas signalés par Laveran (2) et par Rouget dans l'Afrique occidentale, sont manifestement apocryphes et se rapportent à la Filaire diurne.

(1) Ross a trouvé chez le singe dans l'Ouganda une Filaire à queue effilée, dépourvue de gaîne et de dimensions analogues à celles de la F. Demarquayi. Low propose le nom de *F. Rossii*. Il n'est pas possible actuellement d'en tirer des conclusions, mais le fait est intéressant à signaler. (*J. of. Trop. Med.* p. 2, 1904).

(2) V. *Brault*. Maladies des pays chauds, 1900, p. 435.

Chapitre VII

FILARIA OZZARDI

Manson, 1897

En 1897, Manson reçut du Dr Ozzard 63 lames de sang recueilli sur 63 Caraïbes aborigènes de l'intérieur de la Guyane anglaise ; sur 27 de ces lames, il trouva deux petites variétés de Filaires embryonnaires, généralement associées, toutes deux privées de gaîne, mais l'une à queue effilée, comme la *F. Demarquayi*, l'autre, plus fréquente, à queue tronquée, comme la *F. perstans*, et de même taille.

Sur de nouveaux échantillons prélevés par Ozzard et par Daniels sur un Indien de Demerara, il retrouva ces deux parasites associés dans la proportion de cinq pour la forme tronquée, contre un pour la forme effilée. — La morphologie de ces Microfilaires n'étant pas suffisamment connue et la *F. perstans* n'ayant pas encore été signalée dans le Nouveau-Monde, Manson n'osa pas encore les confondre, l'une avec la *F. Demarquayi*, l'autre avec la *F. perstans*, et les décrivit sous le nom d'attente de *F. Ozzardi*, dont il distingua deux variétés, une effilée et une tronquée.

La même année, Daniels, faisant l'autopsie d'indigènes porteurs des deux variétés de Filaire d'Ozzard, trouva dans le mésentère des Filaires adultes des deux sexes, dont les femelles contenaient des embryons à queue tronquée. D'après la description donnée par Daniels, Manson put identifier ces Vers avec les adultes de *F. perstans* qu'il trouva peu après chez un Nègre du Congo, mort à Londres de maladie du sommeil. La Filaire d'Ozzard, variété tronquée, n'est donc qu'une forme américaine de la *F. perstans* d'Afrique, et la variété effilée subsiste seule.

L'année suivante, Daniels, à l'autopsie d'un aborigène porteur d'embryons effilés de *F. Ozzardi* et d'embryons tronqués de *F. perstans*, trouve, outre quelques *F. perstans* adultes, une femelle entière et la queue d'un mâle d'une espèce non encore décrite, représentant évidemment la forme adulte de la Filaire d'Ozzard.

Enfin Ozzard, en 1901, et Daniels, en 1902, décrivent l'adulte de la *F. Demarquayi* trouvé par Galgey chez un natif de Sainte-Lucie. Or cet adulte ressemble de très près à l'adulte de la Filaire d'Ozzard et, les embryons de ces deux espèces étant eux-mêmes très voisins, on peut se demander s'il n'y a pas lieu de procéder au second démembrement de la double Filaire d'Ozzard, en identifiant sa variété effilée avec la *F. Demarquayi*.

La question est encore discutée. Pour juger en connaissance de cause, donnons les pièces du débat, et voyons ce que l'on sait de la Filaire d'Ozzard.

Adulte. — Les adultes de la Filaire d'Ozzard ont été trouvés morts et non enkystés dans le tissu conjonctif sous-péritonéal de la paroi abdominale antérieure.

La *femelle* est lisse, longue de 81^{mm}, pour une largeur maxima de 0,210 à l'union du tiers antérieur et du tiers moyen. A partir de ce point, elle s'amincit graduellement vers l'extrémité antérieure, principalement au niveau du cou. La tête est inerme. La queue, bulbeuse, sans épaississement cuticulaire terminal, mesure 0,038 de large à 0,017 de l'extrémité caudale, et 0,034 à 0,04 du même point. Le vagin, unique, s'ouvre à 0,710 de l'extrémité antérieure ; il est constitué par un tube droit dans sa partie externe, mais bientôt irrégulier et contourné jusqu'à sa jonction avec les deux tubes utérins. Le canal alimentaire est complet.

Le *mâle* n'est représenté que par un fragment postérieur de 38^{mm}, large d'environ 0,200. La queue, fortement enroulée, laisse entrevoir deux spicules non saillants ; elle s'amincit doucement jusqu'à une distance de 0,27 de l'extrémité caudale, et assez brusquement à partir de ce point, qui marque probablement le lieu d'émergence des spicules. Cette extrémité est légèrement bulbeuse.

Daniels donne pour la femelle les dimensions suivantes :

Longueur .... 81^{mm}
Epaisseur maxima.. 0,210
Diamètre de la tête.. 0,050
Diamètre du cou.. 0,039
Distance de la vulve à l'extrémité antérieure........... 0,710
Distance du commencement de l'utérus à l'extrémité an-
    térieure.. 0,850
Distance de la papille anale à l'extrémité postérieure.... 0,230

EMBRYONS. — Les descriptions données des embryons de la
Filaire d'Ozzard sont très incomplètes. Ils ont à peu de chose près
les mêmes dimensions que les embryons de la *F. perstans* qui souvent les accompagnent, soit 200 μ de long sur 5 μ de large en
moyenne (1). Ils sont très mobiles ; ils frétillent, se rétractent,
s'allongent et se déplacent dans le milieu sanguin à peu près de
la même manière que la *F. perstans*. Les mouvements céphaliques,
en particulier ceux du dard terminal, sont spécialement actifs.
L'arrangement des noyaux est plus distinct que chez la *F. perstans*,
et l'animal entier se colore moins fortement. Les noyaux de la
queue sont disposés sur une seule file pour une certaine longueur ;
le dernier d'entre eux a son grand axe dirigé dans l'axe du Ver et
à partir de ce point l'animal se continue libre de noyaux jusqu'à
son extrémité, sur une distance de 10 à 20 μ. Les noyaux manquent
de même à l'extrémité céphalique ; les premiers que l'on observe à
la partie antérieure, en forme de baguettes, sont séparés par des
espaces clairs. A peu de distance de la tête est une lacune correspondant à la tache en V.

L'association de la *F. Ozzardi* et de la *F. perstans* sur une même
lame est, nous l'avons vu, très fréquente. Sur 163 indigènes examinés par Low, 105 étaient porteurs de Filaires : 56 de F. *perstans*
seule, 11 de *F. Ozzardi* seule, et 38 de l'une et de l'autre. La
F. perstans est la plus fréquente et généralement la plus abondante
chez un même individu. C'est cette association continuelle qui a
permis de confondre tout d'abord ces deux Microfilaires et de n'y
voir que deux variétés, ou même deux stades d'évolution d'une
même espèce (Manson, Daniels).

(1) 0,173-0,240/4,3-5 d'après Braun.

Nous ne savons rien du rôle pathologique joué par cette Filaire, non plus que de son évolution. Low a entrepris des recherches en Guyane sur les Moustiques les plus répandus des localités infectées, ainsi que sur différentes espèces de Puces ou de Chiques ; ses résultats ont été nuls. Sa prédominance dans les zones non défrichées et sa distribution par petites épidémies de village ou de famille font penser que là encore c'est un Moustique qui doit servir d'hôte intermédiaire, probablement une espèce peu répandue et très localisée.

La géographie de la Filaire d'Ozzard se limite à l'intérieur de la Guyane anglaise, où elle sévit dans la proportion de 23 à 30 °/₀ (Low, Ozzard, Daniels). Demerara et la côte en sont indemnes, du moins pour cette région les individus contaminés ont-ils tous séjourné dans l'intérieur. On sait que la Filaire nocturne est inversement distribuée. Ozzard et Daniels ont observé la Filaire d'Ozzard chez des indigènes provenant de toutes les parties de l'intérieur, voire des frontières Hollandaise, Brésilienne et Vénézuélienne ; il est par suite probable qu'elle s'étend plus loin vers le centre du continent. Sa distribution n'est pas uniforme : dans quelques villages ou dans quelques familles, la totalité des individus est atteinte, d'autres villages ou familles étant indemnes. D'une façon générale les zones non défrichées sont seules contaminées ; c'est pourquoi Georgetown et la côte sont épargnés. Là où commencent la brousse et la forêt, là commence aussi l'infection : ainsi, à Waini River, qui est encore dans la brousse, quoique près de la mer, 60 °/₀ des indigènes sont atteints ; d'autre part, à Wismar, à 6 milles dans l'intérieur, où la forêt a été éclaircie sur une grande étendue pour donner abri à un peuple de chercheurs d'or, la Filaire n'est pas connue.

On la rencontre également chez les deux sexes, on la voit même chez les enfants, mais elle n'a pas été observée au-dessous de deux ans (Ozanne). Il n'y a pas d'immunité de race ; en dehors des Caraïbes, Ozzard et Daniels l'ont trouvée chez des Nègres, et même chez un Portugais ayant vécu un certain temps dans l'intérieur de la vie indigène.

F. Ozzardi et *F. Demarquayi*

Voyons maintenant dans quelle mesure nous pouvons rapprocher la Filaire d'Ozzard de la Filaire de Demarquay et s'il est possible de les confondre dans une même espèce.

En 1897, Manson disait déjà que la variété effilée de la Filaire
d'Ozzard « ressemble exactement » à la Filaire de Demarquay, de
même que la variété tronquée est exactement semblable à la
F. perstans, mais il la différenciait sur certaines particularités de
morphologie, de dimensions, de réactions colorées, et sur d'autres
détails. Il est juste de remarquer que ses observations ne portaient
alors que sur un nombre restreint de préparations *sèches* (10 lames
de *F. Demarquayi* examinées en 1893 et 1895, 27 de *F. Ozzardi* examinées en 1897).

Low, disciple de Manson, reprit l'étude comparative de ces deux
espèces et publia ses résultats en 1902, alors que la variété tronquée avait été assimilée à la *F. perstans*. Ses examens portent sur
un grand nombre de spécimens *vivants*, ou colorés, de toutes provenances : Guyane d'une part, Sainte-Lucie, Dominique, Saint-Vincent d'autre part. Il conclut à une parfaite similitude dans les
dimensions et dans les détails de structure des échantillons examinés, soit vivants, soit en préparation sèche si l'on recourt à la
même technique (lavage de l'hémoglobine à l'eau, et coloration à
l'hémalun sans fixation).

Pour les adultes, les femelles seules peuvent être comparées
puisque le mâle de la *F. Demarquayi* reste à trouver. Daniels, dont
les descriptions portent sur un échantillon de *F. Ozzardi* et deux
de *F. Demarquayi*, donne le tableau suivant, où ces deux Filaires
sont comparées entre elles ainsi qu'à la Filaire de Bancroft :

	F. Bancrofti	F. Ozzardi	F. Demarquayi
Longueur...................	85-90^{mm}	81^{mm}	65-80^{mm}
Largeur maxima..........	0,210	0,210	0,210-0,250
Distance de la vulve à l'extrémité antérieure......	0,660-0,750	0,710	0,760
Diamètre de la vulve..... .	0,140	0,120	0,100
Distance de la papille anale à l'extrémité caudale...	0;225	0,230	0,250
Diamètre de la tête........	0,055	0,050	0,090-0,100
Diamètre de la queue immédiatement en avant de son extrémité..........	0,060	0,045	0,030
Caractères de la queue.....	Tronquée ; pas d'épaississement cuticulaire.	Tronquée ; légèrement bulbeuse ; pas d'épaississement cuticulaire.	Incurvée; diminue rapidement de volume au dessous de la papille. Epaississement cuticulaire sur l'extrémité caudale.

Les formes adultes de ces trois espèces sont évidemment très voisines, leurs dimensions étant presque superposables. Mais la Filaire de Bancroft, qui se distingue des deux autres espèces par de nombreux caractères (embryons, périodicité, etc.), est hors de cause. C'est la comparaison de celles-ci qui nous intéresse.

Nous voyons que la Filaire d'Ozzard ne diffère de la Filaire de Demarquay que par les trois caractères suivants : 1° Diamètre plus petit de la tête : 2° Diamètre plus grand de la queue ; 3° Absence d'épaississement cuticulaire.

Pour ce qui est de l'extrémité antérieure, on sait qu'elle est en général de forme très variable chez un même individu : elle s'étend et se rétracte, faisant varier sensiblement d'un moment à l'autre les diamètres de la tête et du cou. Les mesures qui ne sont pas prises sur des échantillons vivants indiquent avant tout dans quelle position la mort a immobilisé cette partie du Ver. Il est clair, si l'on examine les schémas de Daniels (1), que l'extrémité anté-

(1) Ces schémas sont faits d'après des photographies sauf celui de la tête de la F. Ozzardi reconstituée d'après des mesures prises sur des échantillons frais.

rieure de son échantillon de *F. Ozzardi* était allongée au maximum, celle de l'échantillon de *F. Demarquayi* étant au contraire nettement rétractée. — De même en ce qui concerne la queue, organe fortement musclé, les dimensions varient pour un même Ver suivant l'activité de ses muscles, et la mort ne l'immobilise pas toujours dans la même forme. — Pour ce qui est enfin de l'épaississement cuticulaire terminal, il suffit encore de se reporter aux schémas de Daniels pour voir que l'écart observé entre les deux

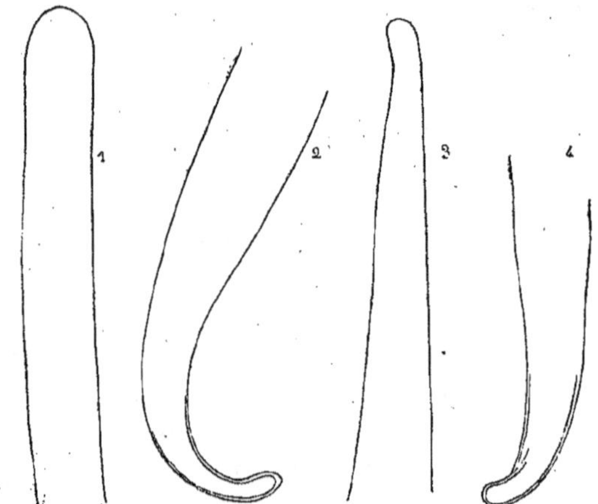

Fig. 14. — 1, Tête et 2, queue de *F. Demarquayi.* — 3, Tête et 4, Queue de *F. Ozzardi* (Schémas d'après Daniels).

espèces est des plus léger et s'explique suffisamment par des différences d'individu. Nous avons observé, pour la *F. loa*, des écarts au moins aussi marqués dans l'épaisseur de la cuticule, au niveau de l'extrémité postérieure, sur les différents échantillons.

En un mot, la morphologie de l'adulte aussi bien que celle de l'embryon des Filaires d'Ozzard et de Demarquay ne semblent pas présenter de différences spécifiques suffisantes pour les distinguer. Manson lui-même, qui a primitivement différencié la *F. Ozzardi*, tend aujourd'hui manifestement à les confondre (V. *Tropical diseases*, 1904).

En ce qui concerne leur répartition et leur distribution géographique, ces deux espèces se comportent d'une façon tout à fait analogue. Ozzard défend sa Filaire en faisant remarquer qu'elle ne sévit en Guyane qu'à une certaine distance en amont des grandes rivières, tandis qu'il en est autrement de la Filaire de Demarquay, que l'on trouve sur la côte à Sainte-Lucie et à Saint-Vincent. Mais, si la Filaire d'Ozzard est absente de la côte de Guyane, c'est parce que cette région est cultivée, car la Filaire ne commence à apparaître que dans les zones non défrichées avec la brousse et la forêt. Or, de même, pour Sainte-Lucie c'est à Gros-Islet, pour Saint-Vincent c'est à Colloquia, localités situées dans les broussailles et à portée de marécages, qu'on l'observe surtout. Il est clair que ces parasites se développent à proximité des marigots et fondrières de toutes sortes qui abondent dans les forêts ou dans les terres mal défrichées et où pullulent les Moustiques favorables. — Ces deux espèces procèdent encore de même par zones d'infection très limitées, par épidémies de villages et même de familles, qui font penser à un hôte intermédiaire lui-même très localisé. — Enfin la Filaire de Demarquay qui sévit dans quelques Antilles a été observée à la Trinité, à mi-chemin de la Guyane où l'on trouve la Filaire d'Ozzard. Dans tous ces points, la Filaire restant en pays anglais, c'est-à-dire dans des régions qui sont en relations constantes les unes avec les autres, il est naturel de penser que la Filaire d'Ozzard n'est autre qu'une Filaire de Demarquay importée des Antilles en Guyane.

Pour tous ces motifs et jusqu'à plus ample informé, nous pensons que les deux espèces tendent à se confondre, sous réserve des surprises que peut nous ménager l'examen d'un plus grand nombre d'adultes,

Chapitre VIII

FILARIA MAGALHESI

R. Blanchard 1895

Synonymies. — *F. Bancrofti* von Linstow, 1892, nec Cobbold, 1877.
F. Bancrofti Malgalhães, 1892, nec Cobbold, 1877.

En 1887, Magalhães décrivit le mâle et la femelle d'une Filaire adulte trouvée par Figeira de Saboia dans le ventricule gauche du cœur d'un enfant. Trouvaille d'autopsie, qui laisse malheureusement sans réponse la question de savoir si le sujet était porteur de Microfilaires. Cette Filaire adulte a été confondue pendant longtemps avec la Filaire de Bancroft et décrite comme telle. En 1894 encore, Magalhães la désigne sous le nom de *F. Bancrofti* Cobbold et la compare à la *F. immitis* Leidy. Mais la même année, après l'examen des échantillons adultes de *F. Bancrofti* trouvés par Maitland, sur lesquels il prit des mesures soigneuses, Manson émit l'opinion qu'il s'agissait là d'espèces distinctes. En 1895, R. Blanchard, dans son article du Traité de Pathologie générale de Bouchard, la différencie pour la première fois sous le nom de *F. Magalhãesi.*

Quoique l'on ne possède que deux échantillons de ce Ver, c'est peut-être de toutes les Filaires adultes celle qui a été décrite avec le plus de soins.

Male. — Le mâle est un Ver cylindrique, filiforme, blanc opalin, ressemblant à un fil de catgut de moyenne épaisseur. Il mesure

83^{mm} de long, sur 0,407 de large (1). Le corps, d'un diamètre à peu près uniforme, s'amincit légèrement de la tête vers la queue. La cuticule présente des stries transversales très fines ; le corps est d'ailleurs lisse (2). L'extrémité céphalique, arrondie, simple, ne présente pas de renflement et n'est pas suivie d'une partie rétrécie pouvant être assimilée à un cou ; elle se continue sans ligne de démarcation avec le reste du corps.

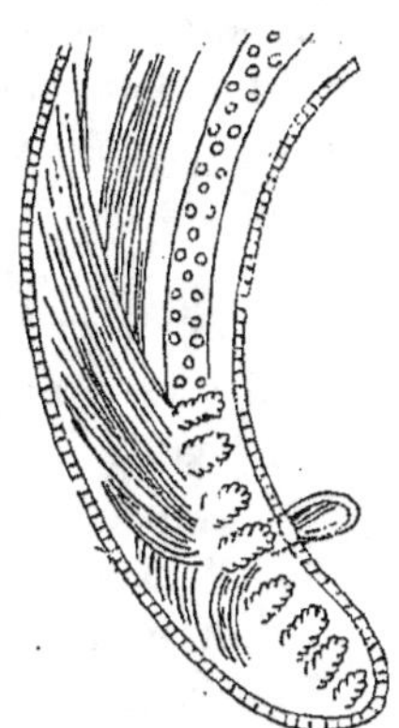

Fig. 15. — *F. Magalhaesi*. — Extrémité postérieure du mâle
(d'après von Linstow).

La bouche, large de 5 μ, est terminale, circulaire, simple et inerme. Le pharynx, d'aspect bulbeux, se présente comme une cavité cylindrique à paroi musculeuse d'autant plus forte que l'on se rapproche davantage de la bouche ; il mesure 58 μ de large. L'œsophage, long de 0,99 et large de 31 à 44 μ, se termine par une dilatation de 84 μ ; un rétrécissement circulaire de 53 μ le sépare

(1) Largeur du mâle :

Au tiers antérieur...	0,40
» moyen	0,30
» postérieur	0,28
En avant du dernier tour de spire de la queue.....	0,25
Au niveau de la 1re papille anale.....	0,15
A l'orifice cloacal..............	0,12
A l'extrémité postérieure	0,04

(2) Epaisseur de la cuticule : 21-22 μ sur toute la longueur, 15 μ au dernier tour de spire, 11 μ au cloaque et à l'extrémité caudale.

de l'intestin. Celui-ci commence par une portion dilatée de 106 μ ; sa couche externe est constituée par des fibrilles longitudinales ; puis il se rétrécit se continuant par un court rectum qui aboutit au cloaque et à l'anus à 0,110 de l'extrémité caudale. Un peu en avant de l'anus est une petite saillie en forme de papille à la face profonde de laquelle viennent s'insérer des fibres en éventail.

Au niveau de l'anus lui-même, font saillie deux spicules, l'un très peu visible, l'autre plus petit, enveloppé d'une gaîne et mesurant 0,230 de long. A la base des spicules sont deux faisceaux musculaires disposés en éventail, l'un antérieur, l'autre postérieur, s'attachant à la paroi dorsale du corps : muscles rétracteur et protracteur du spicule. Il y a quatre paires de papilles pré-anales et quatre paires post-anales, dont les deux dernières sont très petites (1). Ces papilles sont mûriformes, à surface villeuse et à contour finement dentelé. Elles ne sont pas pédiculées et présentent leur plus grande largeur à la base. Elles soulèvent la cuticule, mais celle-ci ne forme pas, à proprement parler, de repli ou d'aileron réunissant une papille à l'autre. La queue est plus effilée que chez la femelle et décrit un tour et demi de spire.

Le système musculaire est constitué par des faisceaux de cellules allongées en forme de fibres disposées longitudinalement. On constate facilement l'absence de ces faisceaux musculaires au niveau des champs latéraux, larges de 78 μ et visibles sur toute la longueur de l'animal. Au milieu du champ latéral, dans son axe, on remarque une ligne représentant probablement le canal longitudinal du système aquifère. Les champs latéraux eux-mêmes sont constitués par une matière finement granuleuse et des noyaux réfringents symétriquement disposés. Les lignes dorsale et ventrale ne sont pas extérieurement apparentes. Outre les faisceaux musculaires longitudinaux, il existe vers l'extrémité céphalique des fibres obliques paraissant converger de la périphérie vers l'orifice buccal.

(1) Chaque papille post-anale mesure 31,8 μ de hauteur. La première est large de 15,9, les trois suivantes de 12,3. Les papilles post-anales mesurent :

    La première paire 11/9,2
    La deuxième paire...... ....:... 19,2/11
    Les troisième et quatrième paires 9,2/5,5

Dimensions du mâle :

Longueur.............	83^{mm}
Largeur maxima..	0,407
Longueur de l'œsophage......................	0,99
Distance de l'anus à l'extrémité caudale	0,11
Longueur du petit spicule.	0,23

FEMELLE. — La femelle mesure 155^{mm} de long sur 0,715 de large (1). C'est de même un Ver filiforme, blanc opalin, mais non tout à fait opaque, d'une épaisseur sensiblement uniforme et s'amincissant très légèrement vers l'extrémité caudale. Son tégument cuticulaire, chitineux, est épais, d'apparence élastique et présente des stries transversales extrêmement minces (2). Sa surface est d'ailleurs lisse, sauf des plissements de la cuticule dus à la rétraction de la couche sous-jacente. L'extrémité céphalique est claviforme, large de 0,331, se continuant avec le reste du corps par une partie amincie, le cou, large de 0,285. La queue se termine en pointe mousse.

La bouche, terminale et simple, mesure 4 μ de large. L'œsophage, cylindrique et étroit, est renflé à sa partie antérieure en forme de bulbe ; il est séparé de l'intestin par un rétrécissement. Celui-ci est dilaté à sa partie antérieure, mesure 0,097 vers le milieu du corps et aboutit, par un rectum étroit, à l'anus situé sur la face ventrale à 0,132 de l'extrémité caudale, au sommet d'une saillie semblable à une papille bilobée. Cette papille, par sa face profonde, donne insertion à un bouquet de fibres qui vont s'attacher d'autre part sur la paroi dorsale.

---

(1) Largeur de la femelle :

à 0,61 de l'extrémité antérieure	0,28^{mm}
» 0,86 » »	0,53
au niveau de la vulve....................	0,58
au tiers antérieur	0,70
» moyen	0,66
» postérieur..............	0,60

(2) Epaisseur de la cuticule :

à 20^{mm} de la bouche	33 μ
au tiers moyen..., ...	37
» » postérieur	53
au point où s'arrêtent les anses ovariennes	15
au niveau de l'anus	23
à l'extrémité céphalique.......................	15

L'orifice génital est situé près de la tête, à 2,56 de l'extrémité céphalique. Deux tubes ovariens, très longs et flexueux, remplis d'œufs et d'embryons, occupent presque toute la longueur du corps. Ils mesurent environ 0,344 de large au milieu du corps, et forment au voisinage de la queue une anse qu'un ligament particulier rattache à la face dorsale. A l'extrémité caudale, la cuticule présente une légère dépression, entourée de deux petites lèvres, représentant soit un organe d'excrétion, soit un organe sensoriel.

Les champs latéraux sont semblables à ceux du mâle : ils mesurent 0,127 de large. Le canal médian est large de $5\,\mu$ au tiers moyen du corps. Le pore excréteur semble s'ouvrir à 1,3 en arrière de la bouche.

Dimensions de la femelle :

Longueur	155^{mm}
Largeur maxima	0,715
Distance de la vulve à l'extrémité antérieure	2,56
Distance de l'anus à l'extrémité postérieure	0,132
Largeur de la tête	0,331
» du cou	0,285
Epaisseur de la cuticule	0,022

Les *œufs* mesurent 0,038/0,014.

Les *embryons* étroits et allongés mesurent 300-350/6 μ. Leur cuticule est finement striée.

Telle est donc cette Filaire vivant au Brésil dans le cœur de l'Homme. Sa grande taille la distingue nettement de toutes les espèces que nous avons passées en revue. De la *F. Bancrofti* en particulier, elle se distingue par sa cuticule épaisse, finement annelée, élastique et propre à résister au choc sanguin. Ses papilles anales, grandes et à surface villeuse, ne peuvent être confondues avec celles de la Filaire de Bancroft, qui sont si petites et difficiles à voir, que l'on n'en connaît exactement ni le nombre ni la répartition. Seule la *F. loa* présente des papilles plus fortes que celles-ci. Enfin, chez la femelle de la *F. Magalhãesi*, la queue est aussi large que longue en partant de l'ouverture cloacale, tandis que, chez la *F. Bancrofti*, elle a une longueur double de la largeur au même niveau.

Les embryons de cette Filaire n'ont pas été cherchés dans le sang, où ils doivent nécessairement se répandre, vu l'habitat de l'adulte. Mesurant dans l'utérus de la mère 350/6 μ, il est probable, à en juger par analogie, que dans le sang, ils atteindraient près de 400/8 μ. Leur longueur semble donc en rapport avec la grande taille de l'adulte, mais ils sont comparativement d'une étroitesse remarquable.

Nous ne savons rien de la pathogénie, de l'évolution ni de la géographie de cette Filaire, cette observation unique ayant été faite *post mortem*. Il serait donc pour le moins oiseux de faire actuellement des hypothèses à ce sujet.

Chapitre IX

FILARIA VOLVULUS

Leuckart, 1893

La *F. volvulus* a été décrite pour la première fois par Leuckart en 1893, d'après des échantillons retirés de deux tumeurs, l'une du cuir chevelu, l'autre de la poitrine chez des Nègres de la Côte de l'Or. En 1899, Labadie-Lagrave et Deguy ont disséqué une tumeur analogue au niveau de l'épitrochlée chez un légionnaire qui avait fait la campagne du Dahomey, et, en pratiquant des coupes, ils trouvèrent la même Filaire, qui fut identifiée par Blanchard. Elle a été revue depuis, en 1901, par Prout, chez deux hommes de la police frontière de Sierra-Leone, et par Brumpt, qui a rapporté de nombreux échantillons, non encore publiés, de son voyage dans le bassin du Congo (Mission du Bourg de Bozas).

La description de Prout diffère de celle de Leuckart, probablement en raison de la mutilation des échantillons de ce dernier ; cette description complète porte sur deux mâles entiers et sur plusieurs fragments de femelle comprenant la tête et la queue.

Male. — Le mâle, plus petit et plus mince que la femelle, mesure 30^{mm} de long (1), sur 0,144 de large. C'est un Ver blanc, à cuticule chitineuse épaisse de 0,018, distinctement striée transversalement, les striations devenant de plus en plus fines à mesure que l'on se rapproche des extrémités. Le diamètre maximum (0,144) se maintient sur la plus grande partie de la longueur du corps, qui s'amincit légèrement vers la tête et vers la queue. La tête, de

(1) 30-35cm ? selon Leuckart, 30^{mm} selon Brumpt.

0,044 de diamètre, est arrondie, mais non en forme de massue. La bouche est simple et inerme, le tube digestif, droit et sans différenciation, aboutit à un anus subterminal qui s'ouvre à 0,049 de l'extrémité postérieure. D'autres canaux, bien visibles, représentent probablement l'appareil génital et les tubes aquifères.

La queue est très recourbée ; elle mesure 0,064 au début de l'incurvation, 0,044 peu avant l'anus, et 0,028 peu après. Elle est aplatie à sa surface concave et montre 4 papilles de chaque côté, disposées l'une derrière l'autre. Au niveau de l'orifice anal lui-même, on voit une petite papille préanale, une post-anale, et deux latérales ; il en existe probablement un nombre égal de l'autre côté, donnant un total de 8 papilles anales (1). Du cloaque sortent deux spicules inégaux ; le petit spicule, dont la partie libre mesure 18 μ et se termine par une extrémité légèrement épaissie, s'épanouit graduellement à sa partie interne, pour se terminer en forme de trompette. Ce spicule présente un double contour bien net, et un canal central qui aboutit à un petit orifice au niveau de l'extrémité libre. Il mesure 6 μ de diamètre, l'extrémité interne 14 μ, la longueur totale étant de 82 μ. Le grand spicule, mesurant 177 μ de long, de même forme, mais plus étroit (4 μ de diamètre minimum) aboutit juste au niveau de l'orifice anal. Ces deux spicules sont incurvés et présentent une striation légère, surtout le grand.

Femelle. — La femelle est plus longue et plus épaisse, la longueur totale des fragments examinés par Prout était de 40 centimètres (?) (2). La tête est ronde et tronquée. La queue, tronquée de même est recourbée, mais moins fortement que chez le mâle. Le diamètre près de la queue est de 0;080, il s'accroît rapidement jusqu'à 0,360, dimension qui se maintient sur la plus grande partie du Ver, puis il s'amincit vers la tête, où il mesure 0,040. La cuti-

---

(1) Selon Brumpt, on observe de chaque côté de l'anus trois papilles, dont la moyenne est plus forte que les deux autres, et en arrière de l'anus trois paires de papilles post-anales. (Communication orale).

(2) Leuckart donne 60-70cm. Ces chiffres demandent à être accueillis avec une certaine réserve. Il n'a jamais encore été possible d'isoler une femelle entière de *F. volvulus*, et peut-être ces auteurs ont-ils mis bout à bout les fragments de plusieurs femelles. Cependant cet écart de taille entre le mâle et la femelle correspondrait assez exactement à ce que l'on observe chez la Filaire de Médine où le mâle mesure 4-5cm et la femelle 60cm-1m environ.

cule, blanche, chitineuse, est striée, mais moins nettement que chez le mâle. Le canal alimentaire est droit, l'anus n'a pu être décelé.

A 0,435 de la queue commence un utérus double qui se termine en cul-de-sac. A ce niveau, l'utérus est rempli de petites cellules granuleuses, allongées, disposées comme des cellules épithéliales, la base appuyée contre la paroi, l'autre extrémité regardant la lumière du canal. Celles-ci se différencient de plus en plus à mesure que l'on approche de l'extrémité antérieure ; elles s'accroissent et deviennent piriformes, mesurant 12/8 μ, puis 24/12 μ-32/22 μ à 140^{mm} (?) de l'extrémité caudale. Puis elles s'arrondissent, se détachent de la paroi, et bientôt on peut distinguer une délicate membrane choroniale renfermant un embryon enroulé dans le liquide amniotique. L'œuf mesure alors 34/32 μ. A la partie antérieure de l'utérus, les embryons se déroulent graduellement. Quelques-uns ont rompu leur enveloppe et sont disposés en faisceaux ou entrelacés ; en cet état ils mesurent 180 à 200 μ sur 4 μ. — L'utérus peut être suivi jusqu'à 1^{mm}5 de la tête ; le vagin n'est pas visible, non plus que l'orifice vulvaire (1).

Brumpt, par des coupes ou des dilacérations, a de même pu suivre de très près l'évolution embryonnaire, depuis la cellule non fécondée du rachis de l'ovaire jusqu'à la formation complète de l'embryon enroulé à l'intérieur de la membrane de l'œuf. Cette membrane est translucide et se termine à ses deux pôles par un prolongement que l'on peut comparer aux tortillons du papier qui entoure une orange. Cet aspect est caractéristique.

Labadie-Lagrave et Deguy ont pratiqué des coupes dans la tumeur qu'ils ont extraite, ils n'ont donc pu prendre une idée d'ensemble du Ver, et donnent simplement les diamètres suivants :

Diamètre du corps :	0,67-0,202^{mm}
Epaisseur de la cuticule :	0,002
Diamètre de l'intestin :	0,020/0,014
» des ovaires :	0,056-0,058/0,033
Cellules ovariennes :	0,002
Ovules :	0,005-0,0065
avec noyaux de :	0,00175

(1) Brumpt a vu l'orifice génital à 0,760 de l'extrémité céphalique ; il a pu distinguer en outre à la partie antérieure le pharynx et l'anneau nerveux avec ses prolongements latéraux.

EMBRYONS. — Les embryons n'ont jamais été vus dans le sang ;
mais ils abondent dans le liquide louche qui remplit les petits
kystes logés dans la tumeur. C'est dans ce liquide qu'ils sont pondus, ou qu'ils se répandent lorsque les femelles sont rompues lors
de la dissection. Ils mesurent alors 250/5-6 μ (Prout) à 300 μ
(Brumpt). Leur tête est arrondie, leur corps s'arrondit à partir du
dernier cinquième et se termine par une queue effilée. Une collec-
tion de fines granulations court le long du corps, donnant l'apparence d'un fin canal. Une tache claire, ou *V. spot,* est visible au
cinquième antérieur. Ils sont privés de gaîne.

Les embryons sont donc, sauf l'absence de gaîne, assez semblables à ceux des Filaires nocturne et diurne, mais légèrement plus
petits.

HABITAT. — Ces Filaires se logent sous la peau, où elles s'enrou-
lent en général à plusieurs d'une façon inextricable, de telle sorte
qu'il est difficile de les séparer sans les rompre : de là leur nom.
Elles déterminent de petites tumeurs sous-cutanées mobiles sur le
plan sous-jacent, de la grosseur d'une noisette à un œuf de pigeon,
faciles à énucléer et tout à fait anodines. Selon Brumpt ces tumeurs
siègent en général au niveau des ganglions superficiels, dans les
régions riches en lymphatiques, ou dans les points où ils conver-
gent : creux poplité, flanc, espaces intercostaux, creux axillaire,
épitrochlée, nuque, etc.

Dans le cas de Labadie Lagrave, le parasite occupait un vaisseau
lymphatique, au niveau duquel il avait déterminé de la lymphangite exsudative, de la périlymphangite et une condensation du
tissu conjonctif, qui le circonscrivait comme dans un petit tunnel.
C'est là un processus aigu, fébrile dans ce cas, qui aboutit bientôt
à la formation d'un tissu néoplasique où il est impossible de
reconnaître la structure lymphatique initiale. Sur des coupes,
Brumpt a pu s'assurer que les Filaires occupent des canaux creusés
dans une masse conjonctive scléreuse de néoformation et qu'en
général leurs extrémités seules font saillie dans les petits kystes
où baignent les embryons. Fait curieux, c'est en général l'extrémité postérieure des mâles et l'extrémité antérieure des femelles
qui sont libres dans cet espace ; c'est ainsi que ces animaux, qui
ne voyagent pas comme les autres Filaires, peuvent s'accoupler.

Le liquide contenu dans ces kystes contient un nombre immense d'embryons.

La *F. volvulus* vit de longues années. Dans l'observation de Labadie-Lagrave, le parasite fut extrait en 1898, c'est-à-dire 6 ans après la campagne du Dahomey, pendant laquelle le malade avait été infecté. Ces tumeurs apparaissent souvent dès l'enfance chez un individu et peuvent persister jusqu'à la fin de sa vie (Brumpt).

Evolution. — Nous ne savons rien de l'évolution de ce parasite et devons nous borner à des hypothèses. Il est clair que deux alternatives se présentent: ou l'embryon est sanguicole, ou il gagne l'extérieur à la faveur d'une solution de continuité du tégument, comme cela se passe pour la Filaire de Médine avec laquelle cette Filaire présente au premier abord quelque analogie. Mais cette analogie est toute superficielle. La Filaire de Médine en effet se loge sous la peau lorsqu'elle est mûre et fécondée, elle l'ulcère et pond au dehors des embryons suffisamment différenciés pour vivre librement dans l'eau et aller à la recherche de leur hôte intermédiaire. Il n'en est pas de même de la *F. volvulus*, qui vit, s'accouple et pond dans le système lymphatique superficiel et se rapproche par là de la Filaire de Bancroft. Les tumeurs qu'elle détermine *ne s'ulcèrent jamais* (Brumpt). Bien plus, ces Vers produisent autour d'eux une condensation du tissu conjonctif qui les isole de l'extérieur. Enfin les embryons de cette Filaire, qui ne sont pas plus différenciés que ceux de la Filaire de Bancroft, ne paraissent pas aptes à mener une vie indépendante, si passagère soit-elle. Il faut donc croire qu'ils vont de même passer dans la circulation sanguine par les voies lymphatiques. Brumpt, en effet, a pu s'assurer sur des coupes que les embryons gagnent la périphérie de la tumeur, où on les trouve dans les petits vaisseaux ou lacunes dont elle est creusée. On ne les a jamais rencontrés dans le sang, mais les cas étudiés à ce point de vue jusqu'à ce jour sont trop peu nombreux pour qu'on puisse en tirer une conclusion quelconque (1). Dans ces différents cas, les adultes n'étaient peut-être pas en quantité suffisante pour pon-

---

(1) Chez dix indigènes dont il a examiné le sang, Brumpt a trouvé deux fois la *F. diurna* et une fois la *F. perstans*.

dre un grand nombre d'embryons, ou peut-être ceux-ci ne se repandent-ils dans la circulation qu'à des intermittences et par le fait d'influences que nous ne connaissons pas.

Si l'embryon est sanguicole, quel sera l'hôte intermédiaire ? Brumpt se demande si l'on ne pourrait pas accuser la Mouche Tsé-Tsé. Cette Mouche abonde dans les régions où la *F. volvulus* a été rencontrée, et, d'après ses observations et les renseignements qu'il a recueillis, cette Filaire n'a généralement été vue que chez les pagayeurs, c'est-à-dire chez les individus les plus exposés aux piqûres de cet Insecte.

La *F. volvulus* a été observée en plusieurs points de l'Afrique occidentale : à Sierra-Leone (Prout), à la Côte de l'Or (Leuckart), au Dahomey (Labadie-Lagravie). Brumpt en a relevé 15 cas sur l'Ouellé entre le poste de Dongou et celui de M'Bima ; il croit que, dans cette région, on trouverait la *F. volvulus* chez 5 0/0 de la population riveraine. Sur l'Itimbiri, entre Bouta et Ibembo, il en a observé deux cas (1 0/0). Ce parasite se trouverait encore sur le Kibali et sur différents affluents de l'Ouellé, mais, sur le Congo même, il semble inconnu.

Chapitre X

FILARIA GIGAS

Prout, 1902

Prout a observé à Mozamba (Sierra-Leone) une Microfilaire qu'il croit nouvelle, et décrit provisoirement sous le nom de *F. gigas*, vu sa grande taille.

C'est une Filaire mesurant 340 μ de long sur 8-12 μ de large, et présentant une affinité toute spéciale pour la fuchsine. Son échantillon étant trop coloré, Prout a essayé vainement de l'éclaircir par l'acide acétique glacial et n'est parvenu qu'à l'altérer ; par suite sa structure interne est obscure. La tête est arrondie, le corps s'amincit vers la queue qui est tronquée, la gaîne n'est pas visible et l'on peut, à un examen attentif, distinguer un canal central. Il y avait deux embryons sur la lame examinée par Prout, sans compter quelques Filaires nocturnes, le plus petit mesurant 220 μ sur 8 à 10 μ.

Cette Filaire a été trouvée chez un individu de la police frontière, qui paraissait en bonne santé.

Autant que l'on en peut juger par cette description de deux spécimens obscurcis, il s'agit bien là d'une espèce non décrite, à réactions colorées spéciales, voisine de la *F. perstans* par sa morphologie, mais de dimensions presque doubles.

L'absence de gaîne et l'extrémité tronquée ne permettent pas de la rapprocher des Filaires nocturne et diurne, qui sévissent dans la même région.

Manson distingue cette espèce dans sa dernière édition des *Tropical diseases*.

Chapitre XI

FILARIA POWELLI

Nous signalons sous ce titre une Microfilaire que Powell a décrite dans une note adressée au *British Medical Journal* en 1903, où il demande si elle peut être assimilée à toute autre Filaire embryonnaire connue : « Embryon entouré d'une gaîne, à queue tronquée, de diamètre sensiblement égal sur toute sa longueur, mesurant 131 μ de long sur 5,3 de large dans son diamètre maximum. »

Il a rencontré cette Filaire dans le sang d'un homme de police mahométan reçu à l'hôpital de Bombay pour gale, qui paraissait sain à part cet inconvénient. Il ne l'a vue que rarement : trois fois sur trente lames fortement chargées qu'il a examinées, et chaque fois dans le sang nocturne. De ces trois échantillons, deux seulement étaient intacts, l'un sensiblement plus petit que l'autre, le troisième était coupé en deux par une rayure du verre.

Nous ne sachions pas qu'il ait été répondu à Powel jusqu'ici. Les dimensions de sa Filaire et sa queue tronquée la rapprochent de la *F. perstans*, mais la présence d'une gaîne et le lieu où elle a été observée l'en distinguent nettement. De la Filaire nocturne d'autre part, elle n'a que la gaîne et peut-être la périodicité. Toutefois ne serait-ce pas une Filaire nocturne de petite taille, dont l'extrême pointe se serait repliée sur elle-même ? C'est peu vraisemblable. Il semble bien qu'il y ait là une espèce nouvelle, c'est pourquoi, en attendant qu'elle ait été revue et étudiée de près, nous la différencions sous le nom de celui qui l'a décrite.

Chapitre XII

OBSERVATION NOUVELLE DE FILARIA LOA

Nous avons eu l'occasion, dans le courant de cet hiver, d'observer *post mortem* un cas intéressant de *F. loa*, qui peut éclairer quelques points de notre sujet. C'est pourquoi nous en rendrons compte en quelques mots avant de terminer.

Salomon, Nègre originaire de la Côte d'Akkra, mais ayant beaucoup voyagé sur la Côte occidentale d'Afrique et dans le bassin du Congo, était un des trois sujets atteints de maladie du sommeil que le Dr Brumpt a ramenés du Continent noir.

A la suite d'examens de sang pratiqués, soit au Congo, soit à bord par le Dr Brumpt, soit à l'hôpital d'Auteuil par le professeur Würtz et quelques élèves de l'Institut de Médecine coloniale pour la recherche des Trypanosomes, soit par Sir P. Manson lors de son passage à Paris, ce malade fut trouvé porteur de deux espèces de Microfilaires : la *F. diurna* et la *F. perstans*. On sait qu'elles sont fréquemment associées chez un même individu. Malgré un très grand nombre d'examens de sang ces Filaires n'ont été rencontrées que rarement, et, pour la Filaire diurne du moins, jamais plus de 2 ou 3 échantillons au maximum n'étaient visibles sur une même lame.

Le malade mourut en janvier et le professeur Würtz entreprit une longue et patiente dissection dans l'espoir de trouver des formes adultes de l'une ou l'autre espèce. Il explora avec une attention minutieuse le tissu conjonctif profond et les différents organes, ainsi qu'une partie des muscles des quatre membres qu'il débita par tranches fines, sans rien découvrir. Ce n'est que lorsqu'il eut l'idée de chercher sous les téguments, qu'il trouva deux adultes nichés côte à côte dans un lobule graisseux, parmi les fibres conjonctives du tissu cellulaire sous-cutané du bras droit, dans la région du coin deltoïdien.

Il nous pria de poursuivre cette recherche et, en disséquant entièrement la peau du cadavre, nous pûmes isoler 34 Vers, mâles et femelles, disséminés dans le tissu conjonctif superficiel des quatre membres. Les Filaires, très dispersées, presque toujours isolées, étaient toutes logées dans le tissu cellulaire sous-cutané, ou plus souvent sous l'aponévrose superficielle des muscles ou des tendons qui répondent à la peau, reposant immédiatement sur les tissus sous-jacents. Parfois elles semblaient enchevêtrées dans les fibres mêmes de l'aponévrose.

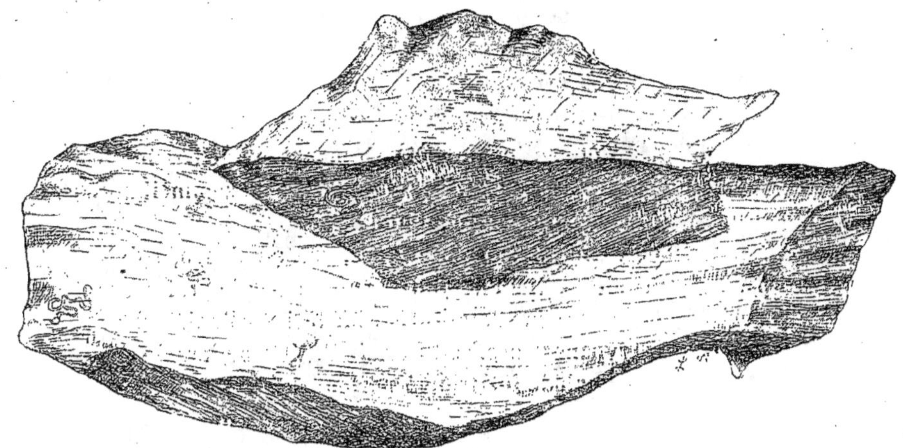

Fig. 16. — Quelques *F. loa* logées sous l'aponévrose du triceps.
(Dessin de Louis Tanon, interne des hôpitaux).

Ces Vers se trouvaient principalement à la face postérieure des membres, au niveau du triceps, du cubital postérieur, à la région dorsale du poignet, sur le biceps crural et le demi-tendineux, sur les jumeaux, dans la région du cou-de-pied, etc., où ils se confondaient avec les fibres conjonctives ou musculaires superficielles au milieu desquelles il était difficile de les distinguer. Nous n'en avons jamais vu dans le tissu conjonctif ou musculaire profond des membres ; une seule fois, nous avons observé un Ver à demi engagé dans les fibres musculaires de l'extenseur des orteils. Nous n'avons

de même rien trouvé dans les parties superficielles ou profondes
du tronc, du cou, ni de la tête.

La plupart de ces Filaires, étendues et ondulantes, avaient été
immobilisées par la mort au moment où elles serpentaient sous
la peau, d'autres, au repos, étaient enroulées sur elles-mêmes d'une
façon plus ou moins compliquée.

Les recherches dans le mésentère, où loge généralement la
F. perstans, ne nous ont donné aucun résultat.

Nous nous trouvions donc en présence de 34 Filaires représentant la forme adulte soit de la *F. perstans*, soit de la *F. diurna*.
Nous eûmes vite constaté qu'il ne s'agissait pas de la *F. perstans*,
au simple vu des dimensions et des caractères de la queue du
mâle. Avions-nous donc affaire à une nouvelle espèce ? — Nous
fûmes surpris de reconnaître dans nos échantillons la *F. loa*.
Manson avait émis, il est vrai, dès 1891, l'idée que la *F. loa* serait
la forme adulte de la Filaire diurne, mais cette hypothèse était
encore faiblement appuyée, Brumpt n'ayant pas encore identifié
la *F. Bourgi* avec la *F. diurna* et son adulte avec la Loa. Notre
surprise fut de courte durée et nous comprîmes bientôt qu'il
y avait là une intéressante confirmation de l'hypothèse de Manson.

Nous allons maintenant décrire ces Filaires afin de montrer que
ce sont réellement des Loa et que leurs embryons peuvent être assi-
milés à la Filaire diurne. Notre examen a porté sur 12 mâles et
22 femelles, pour la plupart complets et intacts.

MALE. — Le mâle mesure en moyenne 30^{mm} de long sur 0,350 de
large. (Dimensions extrêmes 25-34^{mm} pour la longueur, 0,273-0,430
pour la largeur).

C'est un Ver lisse, blanc, légèrement translucide par place,
effilé à ses deux extrémités. La tête en forme de massue se termine
par un tronc de cône arrondi à son extrémité antérieure. Elle est
séparée du reste du corps par un cou plus ou moins marqué, mais
en général faiblement indiqué, en arrière duquel le corps atteint
rapidement son diamètre maximum qui se maintient sur le 1/3 antérieur. Le diamètre du Ver décroît, à partir du 1/3 moyen, d'abord
progressivement, puis assez brusquement près de l'extrémité.

Sur le plus grand de nos échantillons (34^{mm}) chez lequel le cou
n'est pas indiqué, nous avons mesuré les diamètres suivants :

Diamètres :

à l'extrémité antérieure..............   0,018
à 0,100 de l'extrémité antérieure (au point ou
    finissent les fibres musculaires longitudi-
    nales du corps).................   0,198
à 0,750 de l'extrémité antérieure (diamètre ma-
    ximum qui se maintient sur tout le 1/3 anté-
    rieur)........   0,430
au milieu du corps.......................... ...   0,400
à 4,50 de l'extrémité postérieure........   0,389
à 1,00 de l'extrémité postérieure...............   0,275
à 0,074 (au niveau de l'anus)...................   0,098

La queue, plus ou moins incurvée, n'est jamais complètement
enroulée sur elle-même. Son extrémité est arrondie. L'anus
s'ouvre à 0,074 de cette extrémité ; il semble, sur quelques échantillons, qu'il y ait à ce niveau deux papilles latérales très petites.
Les papilles anales sont grandes, bien visibles sur tous les exem-
plaires, et leur disposition est constante. Elles sont au nombre de
5 paires : trois paires pré-anales, très fortes, sacciformes, pédiculées, soulevant la cuticule comme un voile, et placées côte à côte,
parfois même déformées légèrement par pression réciproque ; —
deux paires post-anales, la première étant de même forme que les
papilles pré-anales, mais de dimensions un peu moindres ; la dernière plus écartée de la précédente, de profil triangulaire, apparaissant sous la forme d'une languette implantée par une large
base. Toutes ces papilles, en partant de la première paire, s'insèrent
sur un point plus voisin de la ligne médiane, plus spécialement
celles de la cinquième paire.

Voici les mesures des papilles relevées sur l'échantillon dont
nous avons donné les diamètres :

1re papille : 37 μ de haut sur 29,6 μ de large, située à 162 μ de l'extrémité caudale.

2e papille : 37/26 μ, séparée de la précédente par un espace de 4 μ.

3e papille : 37/26 μ, contiguë à la précédente.

4e papille : 22/15 μ, séparée de la précédente par un espace de 11 μ.

5e papille : 11/6 μ, séparée de la précédente par un espace de 5 μ et
située à 44 μ de l'extrémité postérieure.

En plus de ces papilles anales, sur plusieurs échantillons, on
voit un petit tubercule de chaque côté de la ligne médiane, vers la

région postérieure ou dorsale, tout près de l'extrémité caudale, analogue, semble-t-il, à ce qu'ont décrit Annett, Dutton, Elliot sur leur spécimen.

Au niveau de l'anus, les deux spicules inégaux font une saillie variable. Ils sont parfois entièrement retirés à l'intérieur du corps. Le grand spicule est incurvé, la corde qui le soutend mesurerait 123 μ. Sa partie antérieure semble épineuse ; elle est mince, très effilée, contenue dans une gaîne translucide, et traversée dans son

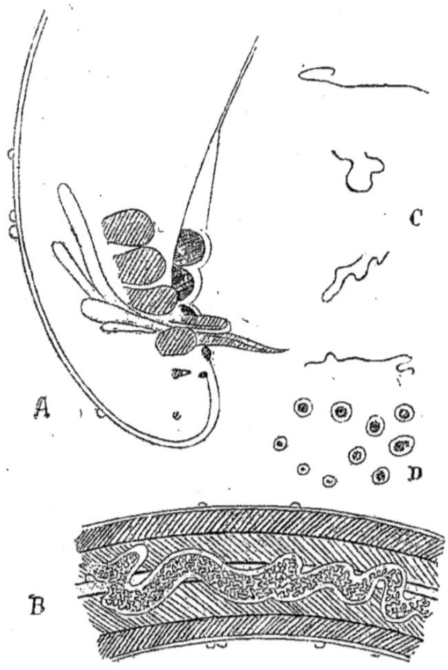

Fig. 17. — *F. Loa*, mâle : A. Extrémité postérieure (5 paires de papilles, 2 spicules inégaux, vésicules séminales, etc.). — B. Au tiers antérieur (cuticule et bosselures, paroi musculaire, tube séminal et canal alimentaire). — C. Vers adultes (2/3 de grandeur naturelle). — D. Quelques spermatozoïdes.

axe par un fin canal qui s'ouvre latéralement à peu de distance de l'extrémité libre. Ce spicule peut faire au dehors une saillie de 87 μ ; son épaisseur a 35 μ de l'extrémité libre est de 12 μ, gaîne comprise, de 7,5 μ seulement pour la partie plus sombre. L'autre spicule, plus petit, est de même incurvé et sa corde mesurerait 88 μ.

Il peut faire une saillie de 17 μ. Son extrémité libre semble proportionnellement plus épaisse (10 μ) et plus trapue : elle n'est pas effilée à sa terminaison comme celle du grand spicule, mais arrondie, et sa gaîne plus large est mieux visible. Ces spicules, le grand tout au moins, sont souples en une certaine mesure, l'angle qu'ils font avec la face ventrale, peut varier d'un examen à l'autre. Parfois ils sont obscurcis par un nuage de matières probablement excrémentielles venant de l'anus.

La cuticule, lorsqu'elle n'est pas altérée, est translucide et lisse. Son épaisseur varie suivant les différents points du corps, mais non d'une manière fixe pour les différents individus : elle mesure en moyenne 10 à 12 μ d'épaisseur. Elle est formée de deux couches superposées : l'une superficielle, hyaline, sans structure, épaisse de 3 μ ; l'autre profonde, très finement striée perpendiculairement à la surface du corps et épaisse de 7 μ. Soit à l'extrémité antérieure, soit à l'extrémité postérieure, on peut observer un épaississement de la cuticule variable et très inconstant. Celle-ci est parsemée de bosselures arrondies, translucides comme elle, ayant l'apparence de gouttes de rosée déposées à la surface du Ver. Leur base est un peu plus grande que leur hauteur, elles mesurent en moyenne 9-11 μ de haut sur 14-16 de large. Leur répartition est des plus irrégulière, et ne peut être systématisée. Elles sont parfois très disséminées, parfois presque confluentes. L'extrémité antérieure en est généralement dépourvue. Elles peuvent être très rares sur certains spécimens, mais elles sont constantes.

Les viscères sont contenus dans un cylindre musculo-cutané, épais de 57 μ à la partie moyenne du corps. Le tube digestif, complet, commence par une bouche terminale, petite, inerme, d'apparence infondibuliforme lorsqu'elle est entrouverte. Elle est entourée d'une puissante masse musculaire conique, formant une tache sombre à la partie antérieure de la tête, et mesurant 100 μ de long sur 180 μ de large à sa base. Le canal alimentaire très grêle (19 μ), mais à parois épaisses dans sa première portion, s'élargit jusqu'à mesurer 65 μ de large à la partie moyenne du corps, où sa paroi s'est amincie ; à ce niveau, il est rempli de particules moléculaires très mobiles. Il diminue à nouveau de diamètre à sa partie postérieure et aboutit à un cloaque légèrement ampoulé qui se termine lui-même à l'anus. Le système génital est représenté à la partie antérieure par un tube glandulaire très flexueux qui se déroule autour du canal alimentaire. En avant, il se termine par un cul-de-sac effilé à 3^{mm} de l'extrémité antérieure ; en arrière, il se redresse, s'élargit, atteint un diamètre de 85-105 μ et aboutit au voisinage des spicules où il se termine dans les vésicules séminales. On peut constater, à la faveur d'une rupture de l'animal, qu'il est rempli de spermatozoïdes plus ou moins sphériques, de 6 à 8 μ de large, dont le contenu protoplasmique est condensé par places.

L'anneau nerveux est situé à 0,142 de la bouche ; de ce point partent deux prolongements latéraux.

FEMELLE. — La femelle est plus grande et plus épaisse que le mâle. Elle mesure en moyenne 55.^{mm} de long sur 0,425 de large. (Dimensions extrêmes : longueur 45-63, largeur 0,380-0,490).

Son extrémité antérieure est semblable à celle du mâle. La tête, arrondie ou légèrement tronc-conique à sa terminaison, est renflée en massue et atteint rapidement son plus grand diamètre à 0,712 de l'extrémité. C'est souvent à ce niveau que l'on observe le diamètre maximum du Ver. En arrière le corps s'amincit, mais il n'y a pas en général à proprement parler de cou, car à partir de ce point, l'animal conserve d'ordinaire le même diamètre sur presque toute la longueur du corps et ne commence à s'effiler que vers le dernier tiers.

Voici quelques diamètres relevés sur un échantillon de 63^{mm} de long sur lequel le cou est relativemeut bien indiqué :

Diamètres :

à l'extrémité antérieure.	0,110
à 0,130 de l'extrémité antérieure.	0,225
à 0,750 de l'extrémité antérieure (diamètre maximum de la tête). . . . . . :	0,490
à 1,76 de l'extrémité antérieure (derrière la massue céphalique).	0,462
à 2,50 de l'extrémité antérieure (au niveau du vagin) .	0,435
à 4,50 de l'extrémité antérieure.	0,450
au tiers antérieur.	0,473
au milieu du corps.	0,440
au tiers postérieur.	0,418
à 2,00 de l'extrémité postérieure.	0,330

à 0,265 de l'extrémité postérieure (au niveau de
l'anus)....... 0,200
à 0,060 de l'extrémité postérieure (au point où
celle-ci s'arrondit)... 0,130

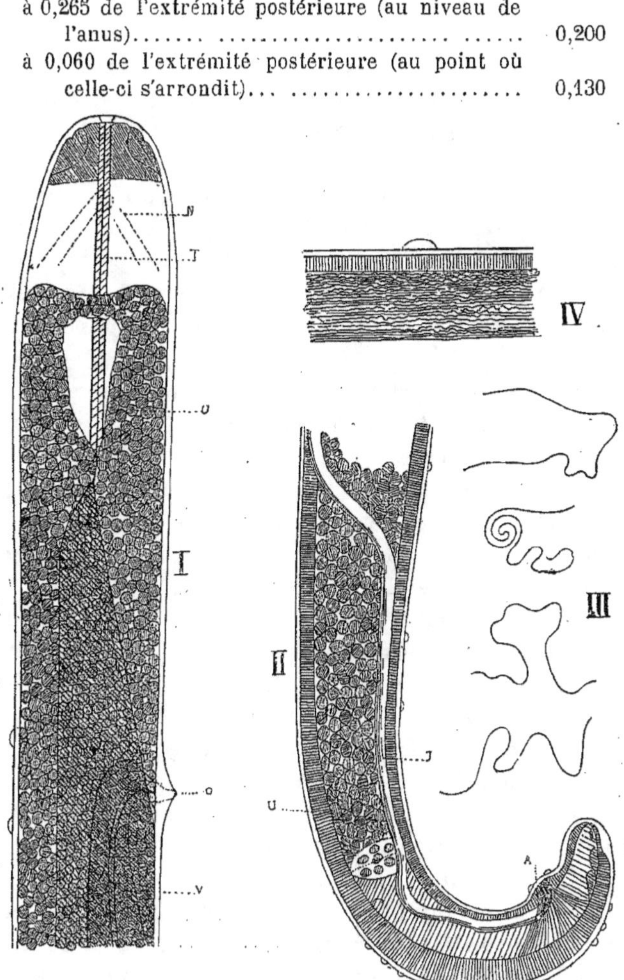

Fig. 18. — *F. loa*, femelle : I. Extrémité antérieure ; T, tube digestif ; N, anneau
nerveux et ses prolongements latéraux ; O, vulve ; V, vagin ; U, utérus (La
paroi musculaire n'a pas été indiquée). — II. Extrémité postérieure : **T**, tube
digestif ; A, anus et son faisceau musculaire ; U, utérus se réfléchissant en
cul-de-sac. — III. Vers adultes. Grandeur naturelle. — IV. Paroi musculo-
cutanée (Bosselure, deux couches cuticulaire, couche musculaire).

Au niveau de la queue, la paroi musculaire est fortement épaissie, principalement à la partie postérieure, où elle mesure 76 μ de

large à la hauteur de l'anus. Celui-ci s'ouvre en moyenne à 200 μ de l'extrémité, sur la face ventrale, au sommet d'une forte papille haute de 22 μ sur 51 μ de large à sa base. Cette papille donne naissance à un faisceau de fibres musculaires en éventail qui s'insèrent par ailleurs sur la paroi dorsale.

Le tube digestif, semblable à celui du mâle, débute par une bouche inerme. Sa paroi est épaisse et musculeuse sur la première partie de son trajet, puis insensiblement elle s'amincit tandis que le diamètre du canal s'élargit jusqu'à 55 μ. On peut le suivre sur toute la longueur du corps, longeant les utérus ou s'enroulant autour d'eux. Il s'amincit dans sa dernière partie et aboutit au cloaque.

Le système génital est complexe et difficile à suivre. La vulve se présente sous l'aspect d'une petite élevure de 23 μ, peu en arrière du renflement céphalique, à 2,5 en moyenne de l'extrémité antérieure. Le vagin est un canal à parois musculaires épaisses, large de 95 μ, qui peut être suivi sur une certaine étendue. Le reste de l'appareil semble être constitué par deux utérus qui remplissent la cavité générale, se réfléchissent en arrière à 0,75-1,00 de l'extrémité postérieure, et en avant à 0,50 de l'extrémité antérieure, ces deux points étant très variables. Les utérus, larges de 210 μ et formés d'une paroi anhyste, remplissent à eux seuls presque toute la cavité du corps : ils sont bourrés d'œufs et d'embryons à tous les stades de leur développement. Sur des coupes pratiquées à 5 ^{mm} en arrière de la tête, il arrive de voir quatre sections de l'utérus, une du vagin, et une du tube digestif.

La cuticule présente le même aspect que chez le mâle. A l'extrémité de la queue on observe souvent un épaississement, parfois très marqué, mais qui peut manquer totalement. Les bosselures sont disséminées irrégulièrement sur toute la surface du corps ; elles peuvent être très abondantes sur l'extrémité caudale, mais manquent toujours en avant au niveau de la tête.

L'anneau nerveux est situé à la partie antérieure à 0,177 de la bouche.

Les champs latéraux sont bien visibles par endroits ; ils commencent en avant avec les faisceaux musculaires longitudinaux, et mesurent sur des coupes près de 100 μ de large à la partie antérieure.

ŒUFS. — En vidant le contenu de l'utérus de la femelle et en l'examinant dans une goutte de formol à 2 °/₀, on peut observer les œufs à tous les stades de leur développement. On assiste ainsi à l'évolution complète de la Microfilaire, depuis la division du premier noyau où l'œuf mesure 32/17 μ. La segmentation en deux, puis en quatre, puis en un grand nombre de cellules aboutit à la

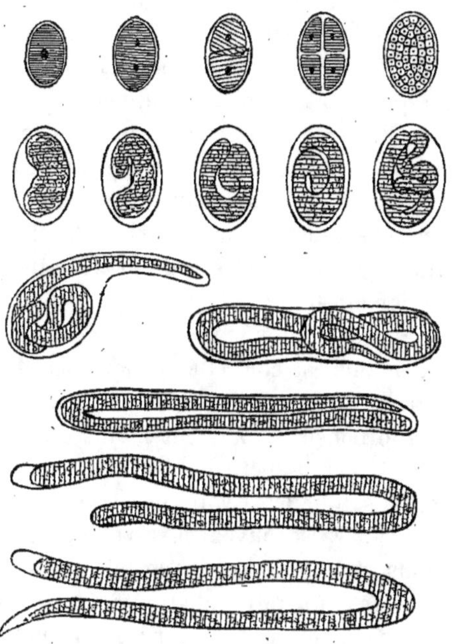

FIG. 19. — *F. loa*. Développement embryonnaire.

formation de la *morula* ; à ce moment, l'œuf mesure 40/25 μ. Puis cette *morula* semble s'étirer, se replier et s'enrouler sur elle-même, et bientôt les contours d'un embryon commencent à se dessiner. Lorsque celui-ci est achevé, il est pelotonné et enroulé sur lui-même en 8 de chiffre élégants. L'œuf mesure alors 50-52/25 μ dans ses deux dimensions. Lorsque l'œuf se rapproche de l'extrémité antérieure de l'utérus, l'embryon commence à se dérouler et à s'allonger à l'intérieur de la membrane ovulaire, qui s'étend avec lui et s'ajuste le long de son corps (1). Les embryons en cet état n'attendent plus que d'être pondus pour se répandre dans la circulation ; ils forment dans la dernière partie du tube génital un chevelu fin et serré, qui se dissocie aisément dans une goutte de liquide.

EMBRYONS. — Les embryons extraits de la partie antérieure de l'utérus, examinés entre lame et lamelle dans une goutte de formol à 2 °/o, se présentent sous l'aspect d'une Microfilaire longue de 250-260 μ, large de 5,5-6,6 μ dans son diamètre maximum, enveloppée d'une gaîne et à queue très effilée. La gaîne est de dimensions très variables. Tantôt elle dépasse largement le corps de l'animal de 20, 30 et 40 μ, soit en avant, soit en arrière (en général d'autant moins à une extrémité qu'elle dépasse davantage à l'autre) ; tantôt au contraire elle est si ajustée, qu'on la devine seulement en certains points où l'animal se recourbe, et que l'extrémité pointue de la queue se replie sur elle-même, faute de place pour s'étendre, ce qui, au premier abord, lui donne un aspect tronqué.

L'embryon lui-même est constitué, comme les Microfilaires observées dans le sang, par des cellules disposées en série, qui semblent ici plus rapprochées et laissent moins d'espace entre elles par suite du diamètre plus petit de l'animal. De même les taches embryonnaires, plus difficiles à voir, paraissent en général absentes ; seule la tache en V est souvent bien visible. Il faut croire que, chez les embryons vivants dans le sang, un phénomène d'osmose se produit, une légère infiltration de liquide entre les cellules, qui élargit le diamètre du corps. En un mot, la structure interne de l'embryon semble ici plus compacte.

Si maintenant, pour faire la comparaison, nous examinons la Filaire diurne trouvée dans le sang de Salomon, dont le Dr Brumpt nous a obligeamment prêté un échantillon, nous voyons que c'est un embryon de 298 μ de long sur 7,5 μ de large, en préparation

(1) Si, d'une façon générale, le développement embryonnaire est d'autant plus avancé qu'on se rapproche davantage de la partie antérieure de l'utérus, toutefois les stades les plus variés peuvent parfois se trouver côte à côte dans une même portion de cet organe. Peut-être n'est-ce là qu'une conséquence des manipulations auxquelles est soumis l'animal.

sèche (V. Fig. 20). La queue est effilée, la gaîne dépasse le corps de l'animal en arrière, et n'est pas visible en avant. La colonne des noyaux ne commence qu'à 8 μ de l'extrémité antérieure ; à 62 μ est une première tache irrégulière transversale ; à 99 μ est une seconde tache, triangulaire, élargie (tache en V) : près de la queue

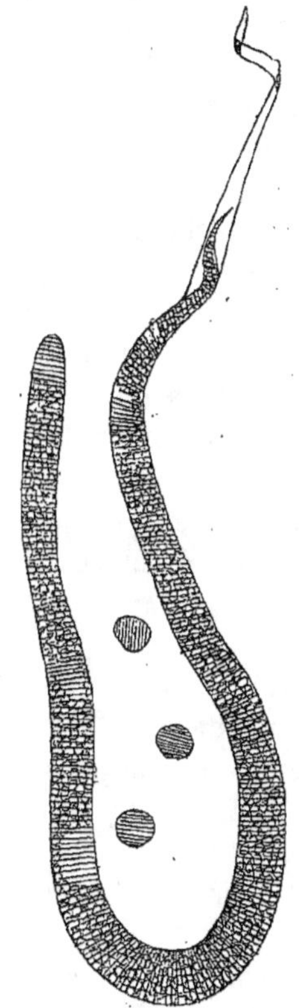

Fig. 20. — *F. diurna* observée dans le sang de Salomon
(D'après un échantillon prêté par le Dr Brumpt).

on observe encore deux taches, une plus grande à 253 μ, et une plus petite à 267 μ de l'extrémité antérieure. Les derniers noyaux, disposés sur une seule file, sont allongés suivant l'axe du corps. Nous voyons par conséquent que ces deux embryons, la Filaire diurne trouvée dans le sang et la Microfilaire intra-utérine de Loa, ne diffèrent que par un léger écart de taille, qui est l'écart normal existant entre un embryon examiné dans la circulation et un embryon examiné *in utero*. Leur morphologie est superposable, et, si la structure interne de la Filaire diurne nous est mieux connue, cela tient à la difficulté qu'il y a à colorer électivement des embryons extraits de l'utérus en milieu liquide, ou à les fixer sur lame sèche sans qu'ils se recroquevillent.

En suivant les progrès de la coloration des embryons sous le microscope, nous avons pu observer une particularité intéressante. Le colorant semble pénétrer tout d'abord par deux points constants : l'un situé à l'union du tiers antérieur et du tiers moyen, point qui correspond à la tache en V, l'autre situé à l'extrémité postérieure près de la queue, au point qui correspond à la tache caudale. Il faut donc croire qu'il y a à ce niveau un orifice, ou un point faible du tégument, par où l'infiltration se produit, l'un antérieur correspondant à l'orifice génital (?), l'autre postérieur correspondant au cloaque. Les colorants diffusent de là dans les deux directions, en avant et en arrière, de telle sorte que si l'on emploie des solutions très étendues, seuls, tout d'abord, le second quart et la queue de l'animal sont colorés. Le phénomène est constant.

L'observation du Nègre Salomon nous a donc permis d'éclairer d'une manière fort intéressante quelques points de notre sujet, que nous mettrons en valeur pour terminer :

1º La *F. loa*, conformément à l'hypothèse émise par Manson en 1891, est l'adulte de la *F. diurna*. — C'est ce qui ressort de la recherche *post mortem* de la forme adulte de la Filaire diurne observée dans le sang.

2º La *F. loa* est un parasite du tissu conjonctif superficiel (tissus conjonctifs et adipeux sous-cutanés, aponévroses superficielles) de tous les points du corps. Sa présence dans la région de l'œil, loin d'être constante, n'est probablement que tout à fait accidentelle.

3º Un nombre appréciable d'adultes (36 au *minimum* dans notre cas, car nous ne prétendons pas les avoir trouvés tous) ne suffit pas toujours à répandre dans la circulation des embryons en quantité assez grande pour que leur présence puisse être décelée autrement que par des examens réitérés.

4° L'épaississement de la cuticule à l'extrémité postérieure varie d'un sujet à l'autre. De même le rétrécissement qui correspond au cou varie suivant le degré de contraction de l'animal au moment de la mort, et peut manquer totalement. — Ce sont précisément les caractères sur lesquels Daniels a différencié la *F. Ozzardi* de la *F. Demarquayi.*

5° En deux points, situés l'un au tiers antérieur, l'autre près de l'extrémité postérieure de l'embryon, se trouvent deux pores, que l'on peut mettre en valeur en assistant sous le microscope au mode de diffusion des colorants en solution très faible, et qui sont probablement une ébauche de l'orifice anal et de l'orifice génital.

Chapitre XIII

CONCLUSION

Pour conclure, nous croyons pouvoir, dans l'état actuel de nos connaissances, proposer la classification suivante des Filaires du sang de l'Homme décrites jusqu'à ce jour, sous réserve, pour quelques espèces, des surprises que peut nous réserver la comparaison d'échantillons suffisamment nombreux :

Forme adulte	Forme embryonnaire
F. BANCROFTI	F. NOCTURNA
F. LOA	F. DIURNA
F. PERSTANS	F. PERSTANS
F. DEMARQUAYI	F. DEMARQUAYI
F. MAGALHAESI	—
F. VOLVULUS	—
—	F. GIGAS
—	F. POWELLI

APPENDICE

Avant de terminer, nous tenons à parler brièvement d'un article récent de Taniguchi (1) sur une Filaire observée au Japon. Cet article est fort intéressant, il apporte des faits nouveaux et soulève des idées nouvelles qui méritent d'être examinées de près. C'est pourquoi nous allons en dire quelques mots.

Taniguchi a extrait d'un ganglion enflammé de l'aine chez un malade d'Ama-Kusha (Japon) une Filaire femelle dont la description peut être résumée comme suit :

Ver mesurant 68^{mm} sur 0,200. — Tête en forme de massue. Autour de la bouche bourrelets semblables à des lèvres, divisés en quatre lobes, et, de chaque côté, deux paires de papilles très petites, bien visibles. Ni dents, ni aucune armature semblabe. Cou large de 0,040 s'élargissant progressivement en arrière. Vulve à 1,30 de l'extrémité antérieure. Diamètre maximum du corps au tiers antérieur, s'amincissant insensiblement jusque vers la queue. Queue enroulée une fois sur elle-même, à extrémité mousse, large de 0,040. OEsophage à parois épaisses et musculeuses, large de 0,020, à lumière étroite, renflé comme un fuseau et d'épaisseur double à 0,30 de la bouche, et se continuant directement avec l'intestin. Intestin large de 0,020 environ sur tout son parcours, semblant débuter par un cul-de-sac situé dans la région intermédiaire au cou et au corps ; cul-de-sac parallèle à la dernière portion de l'œsophage sur une courte étendue, puis formant plusieurs lacets autour de celle-ci. Anus sans papilles, indiqué par une simple fente située à 0,23 de l'extrémité postérieure. — Cuticule homogène, transparente, très finement striée transversalement ; épaisseur maxima au milieu du corps : 3 μ. Couche sous-jacente d'apparence

(1) Ueber *Filaria Bancrofti* Cobbold. *Centralb. für Bakteriol. u. Parasitenk.*, I. Abth., xxxv, p. 492-500, 1903-1904.

cornée. Couche musculaire pariétale constituée par de grandes cellules rhomboïdales, longues de 0,023.

Vulve indiquée par une fente transversale au niveau d'un petit bourrelet arrondi. Vagin très court, menant à un utérus divisé en deux branches, qui s'élargissent peu en arrière et se terminent au dernier quart de la longueur du corps. Elles donnent à ce niveau naissance à quatre tubes ovariens, qui s'entrelacent et se terminent près de la queue au cœcum.

Les ovaires sont remplis de cellules germinales très petites, non fécondées. Les utérus contiennent en grand nombre des œufs et des émbryons à tous les stades de développement. Les œufs légèrement pointus à leurs deux pôles, mesurant 40/25 µ au milieu de l'utérus. Les embryons achevés mesurent 290/7 µ; leur tête est mousse, leur queue effilée. Ils sont homogènes, mais au milieu du corps est une raie granuleuse représentant un amas de cellules, qui peut être prise pour l'emplacement du tube digestif et des organes génitaux. Comme les œufs les embryons n'ont pas d'enveloppe. Par des coupes successives dans le corps de la mère on peut suivre toute l'évolution, de l'ovule à l'embryon.

Taniguchi a eu l'occasion d'examiner trois autres échantillons, incomplets ou altérés, qu'il croit pouvoir rapporter à la même espèce, l'un extrait de la mamelle, l'autre d'un ganglion de l'aine. Il rattache tous ces Vers à la Filaire de Bancroft, et il en conclut que les papilles observées à l'extrémité antérieure sont normales dans l'espèce. Thiesing les avait déjà observées, au nombre de six il est vrai (v. p. 18 note 2). Si rien de semblable n'a été vu sur les échantillons de *F. Bancrofti* examinés par Cobbold, Lewis, Manson, etc., c'est selon lui que ces échantillons étaient mal conservés. Taniguchi a en effet remarqué que ces deux paires de papilles, bien saillantes sur son spécimen à l'état frais, devinrent difficiles à voir par la suite.

Il n'est pas facile de trancher la question au simple vu de la description de Taniguchi, qui, quoique très méticuleuse, ne paraît pas toujours exacte. Il ne semble pas qu'il ait toujours bien interprété ce qu'il a vu. Toutefois sa Filaire, dont toutes les mesures sont très exactement celles de la *F. Bancrofti*, s'en distingue par plus d'un caractère : par ses œufs pointus à leurs pôles, et par ses embryons privés de gaîne, sans parler du cul-de-sac annexe de l'intestin et de la conformation très particulière de l'appareil génital qui peut-être ne correspondent qu'à des erreurs d'observation. Les papilles péribuccales n'ont jamais été vues chez les *F. Bancrofti*, même sur des échantillons frais, tels que ceux de Lothrop ou de Primrose. Il est plus probable que la Filaire de Taniguchi ainsi que celle de Thiesing doivent être considérées comme des espèces distinctes. Que les auteurs japonais continuent à recueillir des observations intéressantes comme celle-ci, et nous saurons peut-être bientôt s'il y a lieu de distinguer une *F. Taniguchii*.

En ce qui concerne les Filaires embryonnaires, Taniguchi dit en avoir observé deux types :

1º Un embryon qu'il n'a vu que dans le sang, généralement dans des cas d'hématochylurie, de nuit principalement, plus rarement de jour ou en petit nombre. Il est plus court, plus épais, d'apparence plus grossière que l'embryon du second type, et mesure 164/8 μ ; sa queue est moins effilée. Une gaîne transparente, dépassant le corps de l'animal en avant ou en arrière, est le plus souvent bien visible.

2º Un embryon plus grand (295/7 μ), sans gaîne et à queue effilée, observé toujours dans des cas de lymphangiectasies locales, et que Taniguchi a trouvé soit dans l'utérus des adultes, soit libre dans le liquide d'hydrocèle ou dans les ganglions tuméfiés, mais jamais dans le sang.

Chez un seul et même individu, atteint d'hématurie d'une part, d'éléphantiasis et d'hydrocèle d'autre part, il a trouvé simultanément le premier type dans le sang, et le second dans le liquide de l'hydrocèle, dans le tissu éléphantiasique, et dans l'utérus de la mère qu'il a pu extraire.

Sur ces indications, Taniguchi suppose que ces deux embryons viennent de la même mère, le premier n'étant qu'une forme du second, altérée par suite des influences chimiques ou mécaniques du milieu sanguin. L'embryon garderait sa forme naturelle dans l'utérus de la mère et dans la lymphe avoisinante, mais dans le sang il se ramasserait et s'entourerait d'une gaîne à la suite d'une mue.

Cette manière de voir est contraire à tout ce que l'on sait des autres Filaires embryonnaires. En effet, les observations d'un grand nombre d'auteurs pour la *F. Bancrofti*, celles de Brumpt pour la *F. perstans*, les nôtres pour la *F. loa* ont montré que les embryons s'accroissent toujours sensiblement dans toutes leurs dimensions, lorsqu'ils passent du corps de la mère dans le milieu sanguin.

En outre, la mue précoce de l'embryon est des plus problématique. En suivant pas à pas l'évolution de l'embryon jusqu'à sa naissance, on voit que la gaîne n'est autre chose que la membrane de l'œuf à l'intérieur de laquelle l'animal s'est déroulé. Un embryon que l'on voit avec une gaîne dans le sang ne s'est trouvé nu à aucun moment de son évolution. On observe d'autre part qu'un embryon privé de gaîne dans le sang, tel que celui de la *F. perstans*, se débarrasse de son enveloppe chorionale dès les dernières portions de l'utérus de la mère.

Il faut donc croire qu'il s'agit là de deux espèces distinctes, qui, l'une et l'autre, ne se superposent exactement à aucune espèce connue La première, qui n'a été observée que dans le sang, se rapproche de la *F. Powelli*, mais ses dimensions, sa largeur principalement, sont plus grandes. La seconde, qui n'a pas été vue dans le sang, et dont la forme adulte n'est autre que la Filaire décrite par Taniguchi, se rapproche de la *F. nocturna*, mais s'en distingue par l'absence de gaîne.

Ce n'est pas la manière de voir de Taniguchi, parce que avec von Linstow, il rejette la classification de Manson et ne s'arrête pas aux différences de morphologie des Filaires embryonnaires.

TABLEAU COMPARATIF DES FILAIRES EMBRYONNAIRES

	F. NOCTURNA	F. DIURNA	F. PERSTANS	F. DEMARQUAYI	F. GIGAS	F. POWELLI	FILAIRE EMBRYONNAIRE DE TANIGUCHI
ADULTE	F. Bancrofti	F. loa	F. perstans	F. Demarquayi	?	?	?
LONGUEUR	300 μ	300 μ	200 μ	200 μ	220 — 340 μ	131 μ	164 μ
LARGEUR	8 μ	8 μ	5 μ	5 μ	8 — 12 μ	5.3 μ	8 μ
GAINE	Présente	Délicate, souvent très courte	Absente	Absente	Absente	Présente	Présente
QUEUE	Effilée	Effilée. Sa pointe est souvent repliée à l'intérieur de la gaine.	Tronquée	Effilée	Tronquée	Tronquée	Tronquée
MOBILITÉ	Mobile sur place	Mobile sur place	Mouvements de translation	Mouvements de translation	?	?	?
PÉRIODICITÉ	Nocturne	Diurne	o	o	?	Nocturne ?	Nocturne
GÉOGRAPHIE	Tropiques	Afrique	Afrique Guyane Anglaise	Antilles, Guyane, Nouvelle Guinée ?	Sierra-Leone	Bombay	Ama Kusha (Japon)

TABLEAU COMPARATIF DES FILAIRES ADULTES

	F. BANCROFTI		F. LOA		. PERSTANS		. DEMARQUAY		F. MAGALHAESI		F. VOLVULUS		FILAIRE ADULTE DE TANIGUCHI	
	♂	♀	♂	♀	♂	♀	♂	♀	♂	♀	♂	♀	♂	♀
Longueur	3.86ᵐᵐ	76-100ᵐᵐ	30ᵐᵐ	55ᵐᵐ	34-45ᵐᵐ	60-80ᵐᵐ	?	65-81ᵐᵐ	83ᵐᵐ	155ᵐᵐ	30ᵐᵐ	?	?	68ᵐᵐ
Largeur maxima	0.120 -0.142	0.203 -0.282	0.350	0.425	0.060 -0.104	0.120 -0.170	0.200 ?	0.210 -0.250	0.400	0.715	0.144	0.360	?	0.200
Distance de la vulve a l'extrémité antérieure	—	1.00 -1.30	—	2.50	—	0.090 -1.22	—	0.710 -0.760	—	2.50	—	0.760	—	1.30
Distance de l'anus a l'extrémité postérieure	0.130	0.282	0.080	0.263	0.120	0.145 -0.160	0.270 ?	0.230 -0.250	0.410	0.132	0.040	?	?	0.230
Cuticule	Lisse, homogène		Lisse, épaisse, semée de bosselures		Lisse, homogène, épaississement triangulaire double a l'extrémité postérieure		?	Lisse, homogène	Très épaisse. Finement annelée transversalement		Lisse, homogène, striée transversalement ?		?	Lisse, homogène
Armature céphalique	0	0	0	0	0	0	?	0	0	0	0	0	?	2 paires de papilles buccales
Papilles caudales	3 paires de papilles post-anales ?	?	3 paires pré-anales 2 paires post-anales	Forte papille anale	4 paires pré-anales 1 paire post-anale	Petite papille anale	?	Petite papille anale	4 paires pré-anales 4 paires post-anales	Papille anale bilobée	1 paire pré-anale 2 paires latérales 1 paire post-anale	?	—	0
Œufs	—	0.040/ 0.025	—	0.050/ 0.023	—	?	—	?	—	0.0881 0.014	—	0.036/0.034 Prolong⁺ pointu de la membrane chorionaie a chaq. pôle	—	0.040/0.025 pointus a chaque pôle
Embryon *in utero*	—	0.200 Engaînés, a queue effilée	—	0.250/ 0.006 Engaînés, a queue effilée	—	Sans gaine a queue effilée	—	?	—	0.300 t -0.350/ 0.006	—	0.250-0.300 queue effilée sans gaine	—	0.290/0.007 queue effilée pas de gaine
Habitat	Vaisseaux et ganglions lymphatiques		Tissu conjonctif superficiel		Tissu conjonctif profond		Tissu conjonctif profond		Ventricule gauche du cœur		Vaisseaux et ganglions lymphatiques superficiels		?	Ganglions lymphatiques
Géographie	Tropiques et régions sub-tropicales		Afrique occidentale Bassin du Congo		Afrique centrale et occidentale Guyane Anglaise		Antilles Guyane anglaise Nouvelle-Guinée ?		Brésil		Côte occidentale d'Afrique Bassin du Congo		Japon	

BIBLIOGRAPHIE

La Bibliographie des Filaires du sang de l'Homme étant actuellement considérable, pour toutes les sources antérieures à 1890 nous renvoyons au Traité de Zoologie médicale de R. Blanchard (Paris, 1890, II. p. 1-61).

LES FILAIRES DU SANG

ANNETT, DUTTON, ELLIOT. — *Report on the malaria expedition to Nigeria*, II part. : Filariasis, cf. p. 43 Human Filariæ. Liverpool School of Tropical medicine, 1901. — [Bibliographie].

BLANCHARD (R.). — *Maladies parasitaires*, *in* Traité de Pathologie générale de Bouchard, t. II, 1895 ; cf. Parasites animaux, p. 766-786.

BRAUN (M.). — *Die thierischen Parasiten des Menschen. Ein handbuch für Studierende und Aerzte*. Würtzburg, 8°, 1903, cf. p. 264-77.

CLEMOW (F. G.). — *The Geography of diseases*. Cambridge 1903, cf. p. 600-614.

DANIELS (C. W.). — *Studies in Laboratory Work*. London, 1903, cf. p. 109-125.

HUBER (J. C. H.). — *Bibliographie der klinischen Helminthologie*. München, 1894, Heft 7-8, p. 268-82, pour la *F. Bancrofti*. — Iena, 1898, pour les autres Filaires.

LAVERAN (A.). et BLANCHARD (R). *Les Hématozoaires*. Paris, 1895, 2 vol., cf. II, p. 163.

LE DANTEC (A). — *Précis de Pathologie exotique*. Paris, 1900, cf. p. 730-799.

LINSTOW (VON). — Ueber die Arten der Blutfilarien des Menschen. *Zoologischer Anzeiger*, XXIII, p. 76, 1900.

MANSON (P.). — The *Filariae sanguinis hominis*, and filariae disease; in Davidsons, « *Hygiene and diseases of warm climates.* » Edinburgh and London, 1893 ; cf. p. 738-73.

Manson (P). — *Tropical diseases*. London, 1904, 3ᵉ édit. — Traduct. franç. sur la 2ᵉ édit. par M. Guibaud et J. Brengues. Paris, 1904; cf. p. 537-609 et 619-626.

Neveu-Lemaire (M.). — *Précis de Parasitologie animale*. Paris, 2ᵉ édit., 1904, cf. p. 118-128.

Nuttall (G.). — Filariasis ; in *Encyclopaedia Medica*. Londres, vol. VIII. — [Bibliographie].

Raillet. — *Zoologie médicale et agricole*. Paris, 1895 ; cf. p. 499-532.

F. BANCROFTI

Alvarez (A). — Un caso de Filarie en la Republica Argentina. *Semana medic., Buenos-Ayres*, p. 1288, 1903.

Anonyme. — The development of *Filaria nocturna*. Philadelphia, Med. .'., VII, p. 1177-78, 1901.

Ashford. — Filariasis in Porto-Rico. Med., Rec., New-York, LXIV, p. 724, 1903.

Audain (L). — Contribution au chapitre de l'étiologie de la filariose à propos de la communication de M. le Dʳ Blanchard (Académie de Médecine, 22 mai 1900). *Lanterne médicale, Port-au-Prince*, III, p. 43-46, 1900.

Audain (L). — *Pathologie intertropicale. Doctrines et clinique*. Port-au-Prince, 1904, cf. p. 331-340.

Austin (M. A). — Filariasis. A case in Indiana. *Med. a. Surg. Monit., Indianap.*, V. p. 342-43, 1902.

Bancroft (T. L.). — Filarial metamorphosis in the Mosquito. *Australas. Medic. Gaz., Sydney*, XVIII, p. 120, 1899.

Bancroft (T. L.), — On the metamorphosis of the young form of *F. Bancrofti* Cobbold (*F. sanguinis hominis* Lewis, *F. nocturna* Manson), in the body of *Culex ciliaris* Linné, the house Mosquito of Australia. *J. of Trop. Med., London*, II, p. 94 et 149, 1899-1900.

Bancroft (T. L). — Preliminary note on the intermediary host of *Filaria immitis* Leidy. *J. of Trop. Med.*, p. 347, 1901.

Bancroft (T. L.). — Notes on *Filariae* and Mosquitoes. *Australas. Med. Gaz., Sydney*, XXII, p. 251, 1903.

Bancroft (T. L). — Some further observations on the life history of *F. immitis* Leidy. *Brit. Med. J.*, I, p. 822, 1904.

Bernard (P). — Filaire et Filariose. *Journ. des Sc. médic. de Lille*, I, p. 87-95, 1890.

Biondi. — Chiluria da *Filaria sanguinis hominis nocturna* in Europa. *Rendic. Acad. dei Lincei*, XII, p. 538-39, 1903. — (C. R. in *Bulletin Inst. Pasteur*, p. 696, 1903).

Blanchard (R.). — Résultats scientifiques obtenus par le docteur Brumpt au cours de son voyage dans le Harrar, l'Ogaden et l'Abyssinie; récoltes parasitologiques. *Bulletin Acad. Méd.* 3. s., XLIX, p. 368-72, 1903.

Blanchard (R.). — Transmission de la filariose par les Moustiques. *Archiv. de Parasit.*, III, p. 280, 1900. — (id.), *Bull. Acad. Méd.*, 22 mai 1900.

Boissière (R de). — Filariasis and yaws in Fiji. *J. of Trop. Med.*, VII. p. 179, 1904.

Brooks (H.). — A few animal parasites some times found in man. *Proc. New-York Path. Soc.*, III, p. 28-39, 1903-04.

Brown. — A case of *F. Bancrofti. Med. News, New-York*, LXXXII, p. 765, 1903.

Brumpt (E). — Les filarioses humaines en Afrique. *C. R. Soc. Biol.*, LVI, p. 758, 1904.

Calvert (J. I.). — Note on the prevalence of elephantiasis, *Filaria*, and hydrocèle amongst prisoners in the Cuttack District Jail. *Ind. Med. Gaz., Calcutta*, XXXVIII, p. 180, 1903.

Campenhout (van) et Dryepondt. — Filariose. *Soc. d'Etudes coloniales. Rapport sur les trav. du laborat. de Léopoldville* (1899-1900), p. 118, 1901. — (id.), *Journ. Méd. de Bruxelles*, p. 420, 1901.

Castellani (A.). and Low (G. C.). — Parasites and parasitic diseases in Uganda. *Arch. f. Schiffs-und Tropen-Hyg.*, VIII, 1904, Cf. p. 112.

Cenet. — *Sur un cas de filariose.* Thèse de Lyon, 1901.

Chattergie. — Parasites in *Anopheles. Ind. Med. Gaz,*, XXXVI, p. 371, 1901.

Crawford (F. J.). — Two cases of filarial disease. *Indian Med. Rec., Calcutta*, XV, p. 51-53, 1898. — (id.), *Lancet*, I, p. 1618, 1898.

Daniels (C. W.). — *F. Bancrofti. Brit. Guiana Med. Ann., Demerara*, p 62-69, 1896.

Daniels (C. W.). — *Filariae* and filarial disease in British Guiana. *J. of Trop. Med.*, I. p. 13-18, 1898. — (extr.), *Brit. Med. J*, II, p. 878-80, 1898.

Daniels (C. W.). — Filiariasis in British Central Africa. *J. of. Trop. Med.* IV, p. 193-194, 1901.

Demons, de Nabias et Sabrazès. — Sur la filariose. A propos d'un cas d'adénolymphocèle. Leçon recueillie et rédigée par le D' Chemin. *Arch. Clin. de Bordeaux*, V. p. 339-58, 1896.

Diesing. — Ein Fall von *F. sanguinis hominis* in New-Guinea. *Arch. fur Schiffs-und Tropen-Hyg,*, III, p. 20, 1899.

Dunn (T. D.). — A case of *F. sanguinis hominis. Tr. Coll. Phys. Philad.*, 3. s., XX, p. 80-83, 1898.

Dutton (J. E.). — Some points connected with human filariasis. *J. of Trop. Med.*, IV, p. 272, 1901. — (id.), *Brit. Med. J.*, II, p. 612-13, 1901.

Dyé (L.). — Les parasites des Culicides *Arch. de Parasitologie*, IX, 1904, cf. p. 49.

Eve (F.) and Mc Carthy (J.). — Two cases of filariasis, one exhibiting so-called varicose groin glands, and the other chylous hydrocele and lymphatic varix of the spermatic cords. *Lancet*, I, p. 1362, 1899.

Finucane (M. I.). — Filariasis and its consequences in Fiji. *Lancet*, I, p. 23-24, 1901.

Flynn. — Notes on filariasis. *Australas. Med. Gaz.*, Sydney, XXII, p. 248-51, 1903.

Font y Torné (M.). — De la filariasis ; exposicion del primo caso esporadico observado en Europa. *Rev. de Cien. med. de Barcel.*, XX, p. 73 et 97, 1894.

Font y Torné (M.). — Constatation de nombreuses Filaires (embryons), dans le sang et dans l'urine hématochyleuse d'un individu qui n'a jamais quitté l'Europe. *Atti d. XI Cong. med. internaz.*, Roma (1894), II Pat. gener. ed Anat. patol., p. 44, 1894.

Forbes (C.). — A chapter on filarial disease. *Indian Med. Rec.*, Calcutta, VI, p. 301-4, 1894.

Garcia Rijo (R.). — Hidrocele lechoso con Filarios. *Cron. Med. Quir. de la Habana*, XXX, p. 119-123, 1904.

Grassi (B.). et Noè (G.). — Propagazione della *Filaria* per mezzo della punctura di peculiari Zanzari. *Rendic. d. R. Acad. d. Lincei*, IX, p. 157, 1900.

Grassi (B.) and Noè (G). — The propagation of the Filariae of the blood exclusively by means of the puncture of peculiar Mosquitos. *Brit. Med. J.*, II, p. 1306-7, 1900. — (id. trad.), *Centralbl. für Bacteriol. u. Parasitenk.*, XXVIII, p. 652-57, 1900.

Green. — Notes on the prevalence of filariasis in the Calcutta police force. *Indian Med. Gaz.*, p. 91-92, 1902.

Guiart. — Les Moustiques et leur rôle pathogène. *Annales d'Hyg. et de Med. légale*, 1900.

Henry (F. P.). — Report of a case of indigeneous parasitic chylurie with *Filaria nocturna* in the blood. *Trans. Ass. Am. Physicians*, Philad., XI, p. 96-109, 1896.

Henry (F. P.). — Remarks on *Filaria. Proc. Acad. Nat. Sc. Philad.* (1896), p. 271-75, 1897.

Henry (F. P.). — *Filaria sanguinis hominis. Trans. Path. Soc. Philad.*, XVIII, p. 432, 1898.

HIDA. — [Adult form of *F. Bancrofti* (male worm not found before in Japan).] *Tokio Iji Shinshi*, p. 209-18, 1904.

JACKSON (E. S.). — What effect has the *Filaria sanguinis hominis* upon its human host in Queensland ? *Australas. Med. Gaz., Sydney*, XII, p. 260-62, 1893.

JAMES (S. P.). — On the metamorphosis of the *Filaria sanguinis hominis* in Mosquitos. (Especially with reference to its metamorphosis in the *Anopheles Rossi* and other Mosquitos of the *Anopheles* genus). *Indian Med. Gaz.*, mai 1900. — (Id.), *Brit. Med. J.*, II, p. 533-37, 1900. [Avec une note additionnelle de Manson].

JAMES (S. P.). — *Filaria* and Mosquitos. *Brit. Med. J.*, I, p. 247, 1901.

JEANSELME (E). — *Cours de dermatologie exotique*. Paris, 1904, Cf. p. 320-28.

JOHNSTONE. — Report of a case of elephantiasis due to the *Filaria sanguinis hominis nocturna. Chicago Med. Rec.*, XXV, p. 34-42, 1903.

KENNARD (C. S.). — *Filaria* and Mosquitos. *Brit. Med. J.*, II, p. 754, 1900.

LAMBERT (S. W.). — *Filaria sanguinis hominis. Proc. New-York Pathol. Soc.* (1891), p. 75, 1892.

LANCEREAUX. — Sur deux mémoires relatifs aux accidents de la filariose et qui ont pour auteurs, l'un M. Maurel, médecin principal de la marine, l'autre M. le Dr Pedro S. de Magalhães (de Rio-de-Janeiro). Rapport. (*Bull. Acad. Méd.*, 2. s., XXIII, p. 438-41, 1890.

LANG et NOC. — Les Filaires en Nouvelle-Calédonie. *Arch. de Parasitol.* VII, p. 377-88, 1903. — (Id.), *Ann. d'Hyg. et de Méd. colon.*, VII, p. 69-74, 1904.

LAVERAN (A.). — Sur un cas de filariose. *Bull. et Mém. Soc. Méd. des Hôpit, de Paris*, 3. s., X, p. 738-46, 1893.

LAVERAN (A). — Sur des Culicides de Diego-Suarez (Madagascar) et du Sénégal. *C. R. Soc. Biol.*, p. 149, 1903.

LE FÈVRE (E.). — *Filaria sanguinis hominis. Proc. New-York Path. Soc.* (1892), p. 118, 1893.

LEMANN. — A case of filariasis observed in Maryland. *Maryland Med. Journal, Baltimore*, XLVI, p. 367, 1903.

LINSTOW (VON). — Ueber *Filaria Bancrofti* Cobbold. *Centralblt. f. Bakt. and Parasitenk*, XII. p. 88-92, 1892.

LOCHTE. — Ein Fall von *Filaria sanguinis hominis. Sitz. d. Biol. Abtheil. der Arzt-Verein zur Hamburg*, p. 10-11, 1901.

LORD. — Filariasis. *Clin. Rev. Chicago*, XVI, p. 337-45, 1902.

LORENTZ (A). — *Contribution à l'étude de la filariose*. Thèse de Paris, 1890.

LOTHROP (H. A.) et PRATT (J. H.). — A report of two cases of filariasis. Operation for lymphatic varices and chylous hydrocele, with removal of adult worms. *Amer. Journ. Med. Sc., Philad.*, CXX, p. 525-53, 1900. [Bibliographie].

LOW (G. C.). — A recent observation on *Filaria nocturna* in *Culex* probable mode of infection of man. *Brit. Med. J.*, I, p. 1456-57, 1900.

LOW (G. C.). — The development of *Filaria nocturna* in different species of Mosquitos. *Brit. Med. J.*, p. 1336, 1901.

LOW (G. C.). — Malarial and filarial diseases in Barbados, W. I. *J. of Trop. Med.*, p. 284, 1901.

LUCAS (J. A. M.). — *Des manifestations pathologiques dues à la présence de la Filaria sanguinis hominis dans l'organisme humain.* Thèse de Bordeaux, n° 62, 1893.

MAGALHAES (P. DE). — Note à propos des manifestations chirurgicales de la filariose. *Revue de Chirurgie*, XII, p. 524-28, 1892.

MAITLAND (J.) AND MANSON (P.). — A case of filarial disease of the lymphatics in which a number of adult *Filariae* were removed from the arm ; with a description an I identification of the *Filariae. Brit. Med. J.*, I, p. 844-46, 1894. — (Extr.); *Indian Med. Gaz., Calcutta*, XXIX.p.57, 1894.

MAITLAND (J.). — Filarial disease. *Indian Med. Gaz.*, XXX, p. 99-107, 1895. — (Id.) ; *Indian Med. Rec., Calcutta*, VIII, p. 86-88. 1895. — (id.) ; *Indian Med. Chir. Rev., Bombay*, III, p. 609-615, 1895.

MAITLAND (J). — Removal of adult *Filariae* in cases of lymphangitis. *Brit. Med. J.*, II, p. 903, 1897.

MAITLAND (J.). — Note on the etiology of filariasis. *Brit. Med. J.*, II, p. 537-38, 1900.

MANSON (P.). — On the production of artificial ecdysis in the *Filaria sanguinis hominis nocturna*, and the significance of the sheath and cephalic armature of this parasite. *Brit. Med. J.*, I. p. 792-94, 1893.

MANSON (P.). — The *Filaria sanguinis hominis* and *Filaria diurna. Internat. Clin., Philad.*, 5. s., I. p. 62-77, 1895.

MANSON (P.). — Filariasis in Samoa. *Brit. Med. J.*, II, p. 1379, 1896.

MANSON (P.), — On filarial periodicity. *Brit. Med. J.*, II, p. 644-46, 1899. — (Id.). *J. of Trop. Med.*, II, p. 188-190, 1899-1900.

MANSON (P.). — A note on D' Primrose's paper on filariasis. *Brit. Med. J.*, II, p. 72, 1904.

MATAS (R.). — An imported case of *Filaria sanguinis hominis* (parasitic chylocele) in New-Orleans. *New Orl. Med. and Surg. J.*, n. s., XVIII, p. 501-22, 1890-91.

MOTY. — Contribution à l'étude de la filariose. *Revue de Chirurgie*, XII, p. 1-32, 1892.

Moty. — Présentation de préparations d'embryons de Filaire. *Ann. de Dermat. et Syphilig.*, 3, s., IV, p. 1201-03, 1893.

Nabias (de) et Sabrazès. — Sur les embryons de la Filaire du sang de l'Homme. *C. R. Soc. Biol.*, IV, p. 455-60, 1892.

Nelson (J. O.). — *Filaria sanguinis hominis*. *Chicago, Med. Rec.*, XVI, p. 235-39 et p. 271, 1899.

Noè (G). — Sul ciclo evolutivo della *Filaria Bancrofti* Cobbold e della *Filaria immitis* Leidy. *Ricerche Lab. d. Anat. norm. d. R. Univ. di Roma*, VIII, p. 275, 1901.

Noel. — Cousins et Moustiques et la filariose. *Naturaliste, Paris*, 2. s., XXIV, p. 161-163, 1902.

Nuttall (G.). — Insects, Arachnids, and Myriapods as carriers of bacterial and parasitic diseases. *John Hopkins Hosp. Reports, Baltimore*, VIII, 1900. Cf. p. 62-64.

Opic. — Filarial lymphatic varix. *Amer. J. of the Med.Sc.*, p. 251-266, 1901.

Osten. — *Filaria sanguinis hominis*. *John Hopkins Hosp. Bullet. Baltimore*, I, p. 48, 1889-90.

Plasencia. — Contribucion al estudio de la filariosis en Cuba. *Rev. d. Med. Trop. Habana*, IV, p. 17, 1903.

Polaillon (H.). — *Contribution à l'histoire naturelle et médicale des Moustiques*. Thèse de Paris, 1901, cf. p. 95.

Primrose (A). — Filariasis in man cured by removal of worms in an operation for lymphoscrotum. *Brit. Med. J.*, II., p. 1262, 1903.

Primrose (A). — The cure of filariasis by removal of the adult worms. *Brit. Med. J.*, I, p. 461, 1904.

Prout (W. T.). — Filariasis in Sierra Leone. *Brit. Med. J.*, II, p. 879-81, 1902. — (id.), *J. of Trop. Med.*, V, p. 317-19, 1902.

Remlinger et Menahem Hodara-Bey. — Deux cas de chylurie filarienne. *Arch. de Parasit.*, VI, p. 574, 1902.

Robert. — Filariose. *Bull. et Mém. Soc. Chirurg. de Paris*, n. s., XVII, p. 137-39, 1891.

Sambon (L. W.). — Remarks on the life history of *Filaria Bancrofti* and *Filaria immitis*. *Lancet*, II, p. 422-26, 1902.

Saussure (de). — A clinical history of 22 cases of *Filaria sanguinis hominis* seen in Charleston, S. C., from 1886 to may 1890. *Med. News, Philad.*, LVI, p. 704-707, 1890.

Schwartz et Marie. — Note sur une adénolymphocèle filarienne contenant la Filaire à l'état adulte, extirpation, guérison. *Bull. et Mém. Soc. Chir. Paris*, n. s., XXIV, p. 804-807, 1898.

Seligmann. — Filariasis in British New-Guinea, *J. of Pathology*, VII, p. 308, 1901.

Sᴇʀɢᴇɴᴛ (Eᴅ. el Eᴛ.). — *Moustiques et maladies infectieuses*. Paris, Masson, cf. p. 136.

Sɪʟᴠᴀ Lɪᴍᴀ (J. F. ᴅᴀ). — Notes upon several cases of filarious lymphangitis. *J. of Trop. Med.*, p. 51, 1899. (Traduit de : *Gazetta medica de Bahia*, déc. 1898).

Sʟᴀᴜɢʜᴛᴇʀ (R. M.). — *Filaria sanguinis hominis* (the discovery and prevalence of the disease in the U. States ; report of two new cases). *Practice, Richmond*, p. 329-335, 1891. — (id.), *Tr. Med. Soc. Virg., Richmond*, p. 239-45, 1891. — (extr.), *Med. News, Philad.*, LIX, p. 649 50, 1891.

Sᴏʙᴏᴛᴛᴀ. — Ueber *Filaria sanguinis*. Besprechung einiger neuerer Arbeiten. *Allgem. med. Centralztg.*, n° 84, p. 981, 1901.

Sᴏʟɪᴇʀɪ (S.). — Chiluria da *Filaria Bancrofti* in Europa. *Arch. lat. Med. y. Biol., Madrid*, I, p. 83 et 130, 1903.

Sᴏɴsɪɴᴏ (P. ᴅᴇ). — The life history of *Filaria Bancrofti* in the body of the Mosquito. *Brit. Med. J.*, I, p. 328, 1900.

Sᴛᴇᴜʙᴇʀ. — Ueber Krankheiten der Eingeborenen in Deutsch-Ostafrika. *Arch. f. Schiffs-u. Tropen-Hyg.*, VII, 1903, cf. p. 59.

Sᴛʀᴜʙᴇ. — Ueber das Vorkommen von Parasiteneier und Larven in Harn der Bewohner von Natal und Transvaal. *Deutsch. Med. Wochenschr.*, p. 523, 1897.

Tᴀɴɪɢᴜᴄʜɪ (N.). — Ueber *Filaria Bancrofti* Cobbold. *Centralbl. f. Bakter. u. Parasitenk.*, I Abth., XXXV, p. 492 500, 1903-1904.

Tʜɪᴇsɪɴɢ (H.). — *Beiträge zur Anatomie der Filaria sanguinis hominis.* (Basel), Dissert., 8°, Leipzig, 1902.

Tʜᴏʀᴘᴇ (V. G.). — *Filaria sanguinis hominis* in the South Sea Islands. With photomicrographs of a *Filaria* from Tonga and the Friendly Islands. *Brit. Med. J.*, II, p. 922-24, 1896.

Tʀɪʙᴏɴᴅᴇᴀᴜ. — Note sur la filariose aux îles de la Société. *C. R. Soc. Biol.*, p 996, 1903.

Vᴇʀᴅᴏɴ (E. S.). — A case of filariasis at Fez, Morocco. *J. of. Trop. Med.*, p. 197-8, 1904.

Vɪɴᴄᴇɴᴛ (G. A.). — Observations on human filariasis in Trinidad, W. I. *Brit. Med., J.*, I, p. 189-90, 1902.

Wɪʟʟɪᴀᴍs (C.). — *A case of Filaria sanguinis hominis nocturna*. London 8°, 1893.

Wʏɴɴ (F. B.). — A case of chyluria due to the *Filaria sanguinis hominis*. *Indiana Med. J., Indianapolis*, XIV, p. 409, 1895-96.

Yᴏᴜɴɢ (C. W.). — Filariasis lymphoscrotum and varicose groin glands. *Brit. Med. J.*, I, p. 1037, 1897.

F. LOA

BARRETT (J. W.). — A case of *Filaria oculi humani. Arch. of Ophtalmology*, XXV, p. 291, 1896.

BERNARD (P). — Un cas de *Filaria loa* mâle. *Arch. d'Ophtalmologie*, XVIII, p. 604, 1898.

BLANCHARD (R.). — Nouveau cas de *Filaria loa. Arch. de Parasit.*, II, p. 50i-535, 1899.

CHARLES. (R. H.). — Case of *Filaria loa* by Dr Argyll Robertson. *Scient. Mem. med. Officers Army of India*, VII, p. 5, 1892.

COPPEZ (H.). — Un cas de Filaire dans la chambre antérieure de l'œil. *Ann. d'Oculistique*, CXII, p. 336, 1894.

DRAKE BROCKMANN. — Cas de *Filaria loa* sous conjonctivale. *Ann. d'Oculistique*, CXII, p. 336, 1894.

DUYSE (VAN). — Un cas de Filaire dans la chambre antérieure d'un œil humain. *Arch. d'Ophtalmologie*, XV, p. 701, 1895.

HIRSCHBERG (J.). — Ueber einen aus dem menschlichen Augapfel entfernten Fadenwurm. *Berl. klin. Wochenschrift*, p. 956, 1895.

HABERSHON (S. H.). — Calabar swelling on the Upper Congo. *J. of. Trop. Med.*, p. 3-4, 1904.

KERR (T. S.). — Calabar swelling and its relationship to *Filaria loa* and *diurna. J. of Trop. Med.*, p. 195, 1904.

LOGAN. — *Filaria loa. Liverpool Med. Chir. Journ.*, XV, p. 135-42, 1895.

LUDWIG (H.) AND SAEMISCH (TH.). — Ueber *Filaria loa* im Auge des Menschen. *Zeitschr. für wiss. Zoologie*, LX, p. 726-740, 1895.

MANSON (P). — Calabar swelling on the Upper Congo. *J. of Trop. Med.* p. 347-48, 1904.

OZZARD (A. T.). — Filaria loa. *J. of Trop. Med.*, p. 139, 1903.

PLEHN (FR.). — Die Kamerun Küste. Studien zur Klimatologie, Physiologie und Pathologie in den Tropen. Berlin, 8°, 1898, cf. p 296.

PROUT (W. I.). — Filariasis in Sierra Leone. *Brit. Med. J.*, II, p. 879-81, 1902. — (Id.), *J. of Trop. Med.*, V, p. 317-19, 1902.

ROBERTSON (A.). — Case of *Filaria loa* — *Transact. of the Ophtalm. Soc.*, XV, 1895.

ROBERTSON (A.). — Cas de *Filaria loa* sous-conjonctivale. *Annales d'Oculistique*, CXII, p. 336, 1894; CXIII, p. 277, 1895.

ROTH (F.). — *Filaria loa. Lancet*, I, p. 764, 1896.

TEXIER. — A propos de la filariose. *Ann. d'Hyg. et de Méd. coloniales*, p. 102, 1904.

WILSON (F. M.). — Specimens of *Filaria oculi humani. Transact. of the americ. Ophtalm. Soc.*, V, p. 727, 1890.

Würtz (R.). — Communication à la Société de Médecine et d'Hygiène tropicales, séance du 20 janvier 1904.

Würtz (R.) et Clerc (A.). — Éosinophilie intense provoquée par la *F. loa*. *C. R. Soc. Biol.*, LV, p. 1704. 1903.

Yarr. — The *Filariae* of the eye. *J. of Trop. Med.*, p. 176-79, 1899.

F. DIURNA

Brumpt (E.). — La *Filaria loa* Guyot est la forme adulte de la Microfilaire désignée sous le nom de *Filaria diurna* Manson. *C. R. Soc. Biol*, LVI, p. 630, 1904.

Brumpt (E.). — Les filarioses humaines en Afrique. *C. R. Soc. Biol.*, LVI, p. 758, 1904.

Campenhout (van) et Dryepondt. — Filariose. *Soc. d'Etudes colon. Rapport sur les trav. du laborat. de Léopoldville* (1899-1900), p. 118, 1901. — (id.), *Journ. Méd. de Bruxelles.* p. 420, 1901.

Christy (C.). — The distribution of sleeping sickness, *F. perstans*, etc., in East Equatorial Africa. *Reports of the sleeping sickness commission*, London, II, p. 1, 1903.

Firket. — De la filariose du sang chez les Nègres du Congo. *Bull. Acad. Roy. de Med. de Belgique, Bruxelles*, 4. s. IX, p. 669-85, 1895.

Magalhaes (P. de). — As novas Filarias do sangue humano. *Gaz. Med. da Bahia*, 4. s., II, p. 438-41, 1891-1892.

Manson (P.). — The *Filaria sanguinis hominis major* and *minor*, two news species of Haematozoa. *Lancet*, I, p. 4-8, 1891.

Manson (P.). — The geographical distribution, pathological relations, and life history of *Filaria sanguinis hominis diurna*, and of *Filaria sanguinis hominis perstans* in connection with preventive Medicine. *Transact, of the VII intern. Congress of Hyg. and Demogr.*, (London 1891), I, p. 79-97, 1892. — (Extr.) ; *Med. Press and Circus*, n. s., LIII, p. 202-05, 1891. — (Extr.) ; *Revue d'Hygiène*, XIII, p. 734, 1891.

Manson (P.). — The *Filaria sanguinis hominis* and *Filaria diurna*. *Internat. Clin., Philad.*, 5. s., I. p. 62-77, 1895.

Manson (P.). — A note on Dr Primrose's paper on filariasis. *Brit. Med. J.*, I, p. 72, 1904.

Prout (W. T.). — Filariasis in Sierra-Leone. — *Brit. Med. J.*, II. p. 879-81, 1902 — (id.) ; *J. of Trop. Med.*, V, p. 317-19, 1902.

Rouget (J.). — Etiologie et pathogénie de la maladie du sommeil. *C. R. Soc. Biol.*, LIV, p. 198, 1902.

Sambon (L. W.). — Remarks on the individuality of *Filaria diurna*. *J. of Trop. Med.*. V. 381-84, 1902, VI, p. 26-27, 1903. — (Traduction de la seconde partie), *Caducée*, III, p. 305, 1903.

Silva Lima (F. da). — Novas Filarios no sangue humano. *Gaz. Med. da Bahia*, 4. s., I. p. 406 et 445, 1890-1891.

Ziemann. — Beitrag zur Pathologie der wärmen Länder mit besonderer Berücksichtigung der Cap-Verdischen Inseln. *Arch. f. Schiffs-und Tropen-Hyg.*, VI, 1902, cf. p. 273.

F. PERSTANS

Balfour (M. D.). — Notes on the tropical diseases common in the Anglo-Egyptian Sudan, and some remarks on certain of the native remedies generally employed. *J. of. Trop. Med.*, 1904. Cf. p. 115-116.

Bastian. — Note on the probable mode of infection by the so-called *F. perstans*, and on the probability that this organism really belongs to the genus *Tylenchus* (Bastian). *Lancet*, I, p. 286-7, 1904.

Bastian. — The anatomical characters of the so-called *F. perstans*, and on the mode of infection thereby. *Lancet*, I, p. 643-5, 1904.

Bastian. — The mode of infection by Nematoides. *Lancet*, I, p. 833, 1904.

Brumpt (E.). — Les filarioses humaines en Afrique. *C. R. Soc. Biol.*, LVI, p. 758, 1904.

Campenhout (van) et Dryepondt. — Filariose. *Soc. d'Ét. col. Rapport sur les trav. du laborat. méd. de Léopoldville* (1899-1900), p. 118-140, 1901. — (Extr.), *Journal Méd. de Bruxelles*, p. 420, 1901.

Castellani (A.) and Low (G. C.). — Parasites and parasitic diseases in Uganda. *Arch. f. Schiffs-und Tropen-Hyg.*, VIII, 1904. Cf. p. 112.

Christy (C.). — The distribution of sleeping sickness, *F. perstans*, etc., in East Equatorial Africa. *Reports of the sleeping sickness commission. London*, II, p. 1-9, 1903.

Christy (C.). — Tick fever in Man. *Thompson Yates and Johnston Laborat. Report*, V, n. s., part I, 1903.

Cook (H.). — Notes on cases of sleeping sickness occurring in the Uganda Protectorate. *J. of Trop. Med.*, p. 236, 1901.

Cook (H.). — Filariasis amongst the Baganda. *J. of Trop. Med.*, p. 245, 1902.

Daniels (C. W.). — The *Filaria sanguinis-hominis perstans* found in the aboriginals of British Guiana. *Brit. Guiana Med. Ann., Demerara*, p. 28-41, 1897.

Daniels (C. W.). — Discovery of the parental form of a British Guiana bloodworm. *Brit. Med. J.*, I p. 1011-12, 1898.

Daniels (C. W.). — *Filariae* and filarial diseases in British Guiana. *J. of Trop. Med.*, p. 13, 1898.

Daniels (C. W.). — Filariasis in British Central Africa. *J. of Trop. Med.*, p. 193, 1901.

Feldmann. — Ueber *F. perstans* in Bezirk Bukoba. *Arch. f. Schiffs-und Tropen-Hyg.*, VIII, 285-92, 1904.

Firket. — De la filariose du sang chez les Nègres du Congo. *Bull. Acad. Roy. de Méd. de Belgique, Bruxelles*, 4. s., IX, p. 669-85, 1895.

Firket. — Neger von der Ausstellung in Antwerpen in 55 0/0 derselben Filarien in Blute, die mit *Filaria perstans* die meisten Aehnlichkeit zeigten. *Zool. Jahresb., Berlin* (1896), (*Vermes*), p. 44, 1897.

Hodges (A.). — Sleeping sickness and *Filaria perstans* in Busoga and its neighbourhood, Uganda Protectorate. *J. of Trop. Med.*, V, 1902, cf. p. 298-300.

Low (G. C.). — *Filaria perstans. Brit. Med. J.*, I, 1903. — (Id.), *J. of Trop. Med.*, p. 180, 1903.

Low (G. C.). — *Filaria perstans* and its relationship to sleeping sickness. *Reports of the sleeping sickness commission, London*, II, appendix, p. 64-69, 1903.

Low (G. C.). — *Filaria perstans* and the suggestion that it belongs to the genus *Tylenchus* (Bastian). *Lancet*, I, p. 420-21, 1904.

Low (G.). — *Filaria perstans. Lancet.* I, p. 752, 1904.

Magalhaes (P. de). — As novas Filarias do sangue humano. *Gaz. Med. da Bahia*, 4. s., II, p. 438-41, 1891-1892.

Manson (P.). — The *Filaria sanguinis hominis major and minor*, two new species of Haematozoa. *Lancet*, I, p. 4-8, 1891.

Manson (P.). — The geographical distribution, pathological relations, and life history of *Filaria sanguinis hominis diurna*, and of *Filaria sanguinis hominis perstans* in connection with preventive medicine. *Trans. of the VII intern. Congress. of Hyg. and Demogr.* (*London* 1891), I, p. 79-97, 1892. — (Extr.), *Revue d'Hygiène*, XIII, p. 734, 1891.

Manson (P.). — A note on Dr Primrose's paper on filariasis. *Brit. Med. J.*, I, p. 72, 1904.

Prout (W. T.). — Filariasis in Sierrra Leone. *Brit. Med. J.*, II, p. 879-81, 1902. — (id.), *J. of Trop. Med.*, V, p. 317-19, 1902.

Silva Lima (F. da). — Novas Filarias no sangue humano. *Gaz. Med. da Bahia*, 4. s., I, p. 406 et 445, 1890-1891.

Ziemann (H.) — Ueber das Vorkommen von *Filaria perstans* und von *Trypanosoma* beim Chimpansc. *Arch. f. Schiffs-und Tropen-Hyg.*, VI, p. 309, 1902.

Ziemann (H.) — Is sleeping sickness of the Negroes an intoxication or an infection ? *J. of Trop. Med.*, p. 309, 1902.

Ziemann (H.). — Beitrag zur Pathologie der warmen Länder mit beson-
der Berücksichtigung der Cap-Verdischen Inseln. *Arch. f. Schiffs-und
Tropen-Hyg.*, VI, 1902, cf. p. 273.

F. Demarquayi

Daniels (C. W.) — *Filariae* and filarial disease in British Guiana, *Brit.
Med. J.*, II, 878-80, 1898.

Daniels (C. W.). — Adult form of *Filaria Demarquayi*. *J. of. Trop. Med.*
V, p. 357-59, 1902.

Galgey (O.). — *Filaria Demarquayi* in St. Lucia, West Indies. *Brit.
Med. J.*, I, p. 145-6, 1899.

Low (G. C.). — Notes on *Filaria Demarquayi*. *Brit. Med. J.*, I, p. 196-97,
1902.

Manson (P.). — On certain new species of Nematode Haematozoa occu-
ring in America. *Brit. Med. J.*, II, p. 1837-38, 1897.

Ozzard (A. T.). — Description of a female form of the *Filaria Demarquayi. J. of Trop. Med.*, V, p. 259-60, 1902. — (id.), *Brit. Guiana med.
Annual*, p. 82-84, 1902.

F. Ozzardi

Daniels (C. W.). — The *Filaria Ozzardi* and their adult form. *Brit.
Guiana med. Annual, Demerara*, X, p. 1-5, 1898.

Daniels (C. W.). — *Filariae* and filarial disease in British Guiana. *Brit.
Med. J.*, II, 878-80, 1898.

Daniels (C. W.). — The probable parental form of the sharp tailed *Filaria*
found in the blood of the aboriginals of British Guiana. *Brit. Med. J.*,
I, p. 1459, 1899.

Daniels (C. W.). — The sharp tailed *Filaria* of British Guiana. *J. of
Trop. Med.*, II, p. 11, 1899-1900.

Manson (P.). — On certain new species of Nematode Haematozoa occu-
ring in America. *Brit. Med. J.*, II, p. 1837-38, 1897.

Ozzard (A. T.). — A supposed new species of *Filaria sanguinis hominis*
found in the interior of British Guiana. *Brit. Guiana med. Annual*,
Demerara, p. 24-27, 1897.

F. MAGALHAESI

Linstow (von). — Ueber *Filaria Bancrofti* Cobbold. *Centralbl. f. Bakter, und Parasitenk.*, XII, p. 88-92, 1892.

Magalhaes (P. de). — Die *Filaria Bancrofti* Cobbold und die *Filaria immitis* Leidy. *Centralbl. für Bakter. und Parasitenk.*, XII, p. 541-14, 1892.

F. VOLVULUS

Brumpt (E.). — Du rôle des Mouches Tsé-Tsé en pathologie exotique. *C. R. Soc. Biol.*, LV, p. 1496, 1903.

Brumpt (E.). — Communication à la Société de Médecine et d'Hygiène tropicales ; Séance du 22 Juin 1904.

Labadie Lagrave et Deguy. — Un cas de *Filaria volvulus*. *Arch. de Parasit.*, II, p. 451 60, 1899.

Manson (P.). — Diseases on the skin in Tropical climates ; in Davidsons, «*Hygiene and diseases of warm climates.*» Edinburgh and London, 1893, cf. p. 963. [Relation de l'observation de Leuckart].

Prout (W. T.). — A *Filaria* found in Sierra-Leone ? *Filaria volvulus* (Leuckart). *Brit. Med. J.*, I, p. 209-11, 1901.

Prout (W. T.). — Observations on *Filaria volvulus. Arch. de Parasit.*, IV. p. 301-7, 1901,

F. GIGAS

Prout (W. T.). — Filariasis in Sierra-Leone. *Brit. Med. J.*, II, p. 879-81, 1902. — (Id), *J. of Trop. Med.*, V, 317-19, 1902.

F. POWELLI

Powell (A.). — A species of blood *Filaria* probably hitherto undescribed. *Brit. Med. J.*, I, p. 1145. 1903.

BIBLIOTHÈQUE NATIONALE
B F
IMPRIMÉS

TABLE DES MATIÈRES

BIBLIOTHÈQUE NATIONALE
R F
IMPRIMÉ

Châteauroux. -- Imp. Langlois

www.ingramcontent.com/pod-product-compliance
Lightning Source LLC
LaVergne TN
LVHW012243170726
843503LV00002B/420